能解决❤事情

心平气和马上去做

不能解决❤

交给时间

杨奕　许劈

知是派 | 回归常识 重新想象
ZHISHIPAI | COMMON SENSE & IMAGINATION

复元力

女性全生命周期
元气修复方案

杨奕 许哿 著

科学技术文献出版社
SCIENTIFIC AND TECHNICAL DOCUMENTATION PRESS
·北京·

图书在版编目 （CIP） 数据

复元力：女性全生命周期元气修复方案 / 杨奕，许智著 . — 北京：科学技术文献出版社 , 2023.12
　ISBN 978-7-5235-0014-9

Ⅰ . ①复… Ⅱ . ①杨… ②许… Ⅲ . ①女性—保健 Ⅳ . ① R173

中国国家版本馆 CIP 数据核字（2023）第 147465 号

复元力：女性全生命周期元气修复方案

责任编辑：王黛君　宋嘉婧	产品经理：齐文静
责任校对：张　微	特约编辑：王经云　车梦莹
责任出版：张志平	

出　版　者	科学技术文献出版社
地　　　址	北京市复兴路 15 号　邮编　100038
编　务　部	（010）58882938，58882087（传真）
发　行　部	（010）58882868，58882870（传真）
邮　购　部	（010）58882873
销　售　部	（010）82069336
官 方 网 址	www.stdp.com.cn
发　行　者	科学技术文献出版社发行　全国各地新华书店经销
印　刷　者	北京世纪恒宇印刷有限公司
版　　　次	2023 年 12 月第 1 版　2023 年 12 月第 1 次印刷
开　　　本	700×980　1 / 16
字　　　数	160 千
印　　　张	13
书　　　号	ISBN 978-7-5235-0014-9
定　　　价	62.00 元

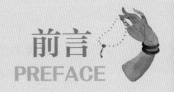

爱出者爱返，福往者福来

写完这本书，我82岁了。

在大家的观念里，82岁妥妥是个老年人，但是很多见过我的人都说我还是五六十岁的状态，很有心劲儿，说起话办起事儿来精力充沛、思维敏捷，不输年轻人。跟我做了十多年书的编辑也总爱问我，杨老师，您怎么连颗老人斑都没有，太神奇了。

其实这有啥可神奇的，女人在不同年龄段有不同的美，内在安康，就会活到老，美到老。

我到了这般年龄，高血压、高脂血症、糖尿病、痛风这些常见疾病一个都没有，吃得香，睡得饱，看什么都顺眼，干什么都开心，好状态也就自然而然延续到今天。

这得益于我从事反射疗法四十多年，深刻学习了解人体反射区的精妙，也受教于这一路上遇到过的成千上万信任我的女性朋友。

她们中有满脸痘痘、受痛经折磨的豆蔻少女；有备孕好几年怀不上的年轻女性；有产后被各种难言之隐困扰的新手妈妈；有家庭事业一肩挑积劳成疾的女强人；更多人是上了点年纪，莫名发火、爱出汗、偏头疼、腰酸背痛、"三高"、关节炎……身体机能一点点下降，情绪越来越不稳定，生活的方方面面摁下葫芦起来瓢。

她们找到我讲述这些的时候，我深有感触，众生皆苦，幸运的是我早早找到了苦中之乐。

我十几岁的时候胃不好，跟山东淄博的薛先生学习针灸、推拿，结合中医学方面的书，摸索着给自己调理胃病、关节炎等问题，受益匪浅，乐此不疲。后来，又跟随杭雄文先生和郝家谟先生，系统学习了反射疗法，第一次实操就用在了自己女儿身上。

熟悉我的朋友都知道我用反射疗法给我女儿减肥的事儿，她用 60 天减了 45 斤，一下子我的信心就来了，我觉得反射疗法，它确实管事儿。但这是个案，给别人调理还能不能成功呢？

我想到自己原来的同学、同事——都是退休的老太太，正是多病的阶段。我把她们组织起来，用自己学的知识给她们调理身体。刚开始，很多人不信我这一套，我就免费给人做，用蚕食政策，用效果说话，一点点地让人信服，逐渐摸索出很多常见病症状的判断和调理方法。

有了信心之后，走到人群中去给更多陌生人调理，用我们天津话叫"猫（摸）脚"，摸过的脚越来越多，我对女性身体的认识也越来越深，逐渐意识到，人体天生就是一块神奇的药田，只要我们善于耕耘，就能激发出巨大的自愈潜能，让大病化小，小病化了，把疾病扼杀在萌芽阶段。而且这套方法不难，容易学，容易做，坚持下去，就能轻松地把健康牢牢握在自己手里。

没想到，就这样越做越有效，越做名气越大，闯出了一片天地。

这个过程今天我说起来，大家可能觉得顺理成章，但如果我告诉大家我当时的真实处境，很多人都会觉得换个人肯定崩了。

51 岁那年，我遇到了应该说是我人生中最坎坷的一段——母亲去世，家散了，两个孩子还在求学，都归我一个人管，生活一下陷入了困境。

那个时候，我哭过，也抑郁过，哭完了，难受完了，我就和自己说："人生没有永远的好，也没有绝对的坏，一切随缘，什么坏事别做，什么坏心眼别有，不恨人，不怨事，多做善事，生活就会越过越好。"

后来，在把反射疗法发扬光大这个信念的支撑下，一些好因缘陆续出现，生活中的难关就慢慢渡过了。

我的朋友和家人常常说，杨奕这个人啊，就是傻。我也承认，"猫脚"这一件事，我一做就快半生，不仅自己做，还让女儿放弃了外企那么好的职业，一起来做，来弘扬老祖宗留下的这个好东西。

一开始女儿不理解我，她一个 90 年代名牌大学中文系的学生，也跟我这干这"猫脚"的事情，多少有点儿不情愿。但我和女儿说，你自己的身体受益了，就应该帮助更多人获得健康。妈妈不觉得这个事儿掉价，不管白猫黑猫，会捉老鼠就是好猫，好用的方法不分贵贱。而且女人是一个家的根本，帮好一个女人，就是帮好一个家庭，这个福泽大了。

每个人一生中都可能会遇到各种各样的挫折，女人是个感情动物，可能对这些不顺的感受格外强烈些，包括工作不顺、感情失意，身体上各种特殊阶段的病痛，等等。

要我说，傻一点儿，慢一点儿，把经营人生看作一个几十年的工程，想明白自己也罢、一个家也好，都有一条很长的路要走，这眼下的不顺就都是小事了，能解决的事情心平气和马上去做，不能解决的坦然交给时间。

作为一个家里面的母亲、妻子、女儿，始终感恩父母，感恩所有来到自己生命里的人，特别要感谢生活中大大小小的挫折，包括疾病。和痛苦、愤怒、不甘握手言和，以后的路才会越走越顺。

正是抱着这样的心态，我用自己学到的知识帮助了一些人，做了一些有益的事，没有虚度光阴，而且越做越起劲。

我还曾经特意写了一首小诗以言志气："老骥伏枥日千里，不带扬鞭自奋蹄。姹紫嫣红华夏日，万千民众万千医。"这是我发自内心的声音，也是我毕生的愿望。

这次，在读者朋友和患者朋友的勉励下，我有幸专门为女性朋友们编写了这部简单、易行、操作性强的养生书，目的就是要把老祖宗留下来的这些宝贝教给更多的女性，希望让更多的女性和家庭获得身心的康乐、关系的和谐，在一触一摸中，生出对待自己、对待他人、对待天地的真正善心。

爱出者爱返，福往者福来。愿我们每个人爱意深沉，福泽绵延。

杨奕

2023 年 2 月于天津

听杨奕老师谈健康　　了解更多反射疗法知识

步步莲花开

我和反射疗法结缘，完全是因为美。

1988 年我考上大学的时候是个小胖子，终于上了大学有时间打扮自己了，第一件事儿就是减肥。

什么减肥快？吃减肥药。结果吃了三个月，瘦是瘦了，免疫力差了很多，动不动就发烧，还会脱发，手脚发凉，不得不停药。这一停，异常发胖，比之前还重。

母亲一看，心疼坏了，二话不说就用反射疗法给我减肥。我只听说过"有病去医院，减肥靠锻炼"，哪儿信按一下脚能管全身的肉这回事儿？坚决不同意，宁可等身体好一点继续吃减肥药，直到彻底瘦下来。

我母亲杨奕的性格属于说一不二的类型，她才不管我信不信，强制每天给我做脚、拔罐，还用二胡把手给我自制了一个按摩棒，让我回宿舍以后每天坚持做 108 下。我拗不过她，看到她每天近乎虔诚地为我做这些，就半信半疑听从了。

万万没想到，两个月后，神奇减重 45 斤，我一下子被反射疗法深深折服！不打针、不吃药、不锻炼、不忌口，就是摁一摁、揉一揉就能减肥？简直太神奇了。更神奇的是，这么多年过去了，我的体重一直保持得很好，从没反弹过。

母亲在她那个年代读过私塾，读完了高中，是有半肚子墨水的人，从小又是大户人家出身，琴棋书画样样都会一些，可谓看过好东西，见过世面，想问题的方式就很不一样，不重形式看事实，而且看准的事情就坚持。

我可能也多多少少随了母亲的这种"轴"，有了自身经历加上后来在母亲身边看到她一次次手到病除甚至化腐朽为神奇，不知不觉中也就萌生了从事反射疗法的念头。

1992 年大学毕业后，我先后在中学和外企工作过，待遇不错，发展前景也好，学以致用，非常受尊重。但几经犹豫，最终还是被反射疗法吸引，走进了这方天地。

没想到，入得门来，天地顿宽。

随着接触的女性朋友越来越多，我发现她们大多数人都被甲状腺疾病、乳腺疾病，以及妇科疾病所困扰。可以说这几种疾病都和情绪强相关，在调理身体的同时，我必须要通过语言去打开她们的心结，身心同调，我就这样从一个少言寡语的人逐渐变得热情起来，帮助的人越多，我的内心也越发充实平和，对疾病和身体的理解也逐渐突破了原有认知。

比如说，很多女性朋友一听说自己得了病，一下子心情就到了谷底，家人也会随着她的心情变化而情绪起伏。

其实疾病并不可怕，它是个危机，如果只看到危，没有看到机，就会很焦虑；如果看到了机，就会庆幸，庆幸疾病来提醒你改变自己的不良习惯，关心自己，疼爱自己！

再比如，甲状腺疾病、乳腺疾病，以及妇科疾病在疾病萌芽期，还没体检到有异常的时候，就可以从脚部反映出来。疙疙瘩瘩是生活的常态，发现了疙瘩，揉它摁它摩它化它，而不是置若罔闻或者动刀动枪，能在最初化解开就不要一直拖延，生活是如此，疾病也是如此。脚部反射区是多么好的福田，让我们发现问题、化解问题都不费吹灰之力。

有很多人会问我说，有了反射疗法是不是就不用看医生了，我觉得我们不能这样去制造分歧和对立。对于急重症，我不拒绝西医的治疗方式，它能快速祛除病灶，使之不能扩散恶化，而反射疗法的调理是一种有益的补充，加强免疫也罢，弱化不良反应也好，延缓病情恶化也行，都是有实例验证有效的。

我们曾经有一位新疆同学，她爱人得了重病，到天津及北京的很多大医院看病，都被告知暂时没有床位，只好先把爱人带回新疆等待。在等待的过程中她每天坚持给爱人做脚、拔罐，几个月后，病灶逐步缩小了。她在同学群里发消息，发了很多文字，但是我没看清楚后面的文字，只看到她写的"许老师，我家老王病没了"，就迫不及待写下"姐夫一路走好！姐姐节哀顺变！"直到别的学生打电话提醒我，才看到后面的文字。想撤回来不及了，好尴尬！

最后只能强词夺理地说"姐姐，中国语言博大精深，您就不能多写两个字啊？"

嘴上假装埋怨，心里我是真高兴，帮了一个女性朋友，也帮了一个家庭。

要多说一句的是，从事反射疗法事业近三十年来，来找我的女性朋友患甲状腺疾病的特别多，我常劝慰她们不要生气，不要给自己太大压力。有很多时候，大概是因为疼痛，或者借着疼痛，她们会突然爆发，大哭一场。

她们这一哭，我的心反而松快了，这是最好的现象，把心里郁结的问题都发泄出来，心情就好了，病也就好了一半。姐妹们一定要明了，心药是最好的药。

　　在这本书里，我和母亲一起把这么多年来遇到的女性常见不适和疾病总结罗列，一一写明了预防、治疗、调整的方案，有不少方法是母亲突破前人的经验摸索出来的，行之有效，易学易用。这里每一张图都是母亲现场示范指导拍摄、我核对校准过的，希望读者能够见字如面，跟着图"手把手"获得这套一人得道、全家受益的健康方法。

　　跟着母亲走上这条路近三十年，从开始的懵懂到现在发自肺腑感恩母亲把衣钵传给我，我感谢母亲，感谢反射疗法。愿更多女性也能和我一样，从这样简单温暖的方法中受益，欢喜又自在，步步莲花开。

许哥

2023 年 2 月于天津

复元力：
女性全生命周期元气修复方案

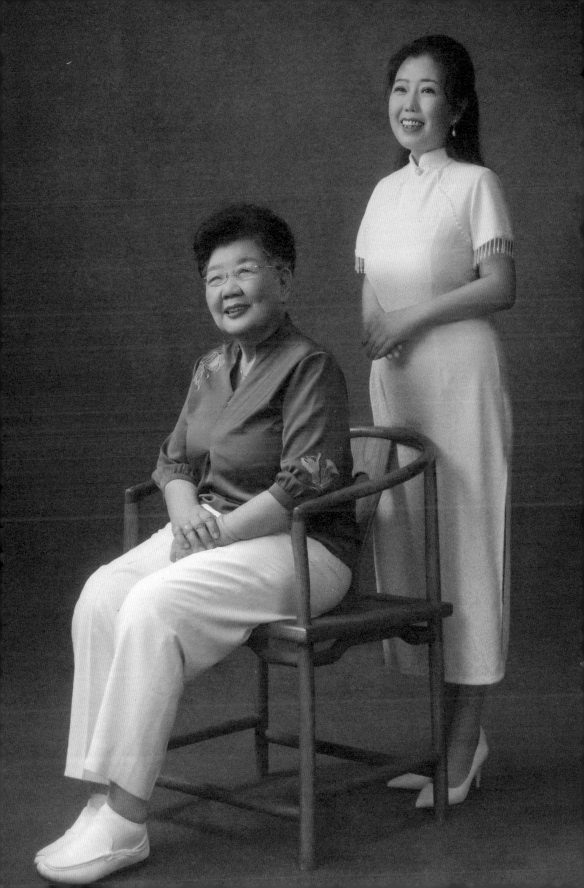

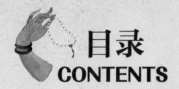

目录
CONTENTS

CHAPTER 2 青春恰自来：年轻态反射区保养法

3 人生的奇迹时刻：孕产期特殊体质呵护

CHAPTER 4 芳华依旧如初：抗衰老保养法

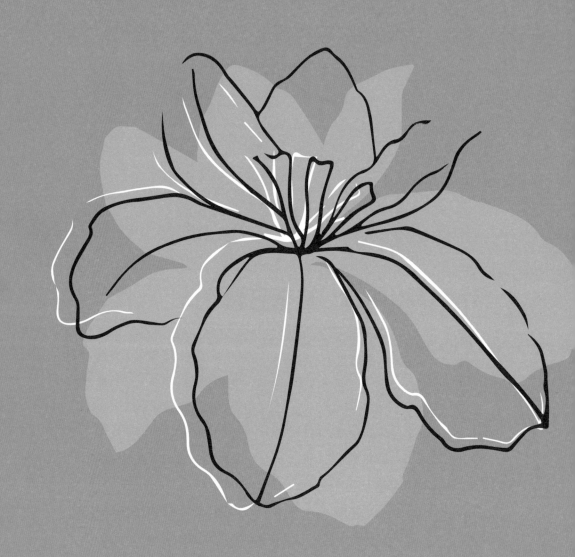

重现满满元气：
求医不如求反射区

元气满满是一种健康、自信、愉悦、向上的姿态。掌握反射疗法，唤醒身体内在修复力，摆脱病痛侵扰，每一位女性都能绽放自我光彩，焕发勃勃生机。

寒湿和不良情绪，危害女性健康的元凶

　　一生中有很多因素会危害女性的健康，让女性状态低靡、身心疲惫、缺乏活力，最后甚至出现实质的病变。我把这些因素分为两大类：寒湿和不良情绪，它们都会导致女性元气失衡，身体底子变弱，更易遭受疾病侵扰。

状态差、易生病的原因一：受寒受湿

　　女性都爱美，这本来不是什么坏事，但有很多女性爱美过度，往往会穿得轻、薄、少，冬天也不例外。一到秋冬季节，好多女孩子的小手摸上去冰凉冰凉的。

　　另外，她们在饮食上也不注意，蔬菜不知道吃应季、应地的，寒凉的食物更是不分时候地乱吃。运动锻炼往往也是过度，流行什么就去跟随什么，也不考虑这些运动方式和自己的体质是否适合。还有的女性，只要觉得天一热，就开空调、电风扇，当下是舒服了，可没多久，病根就埋下了……

　　这些日常生活习惯，或者贪图一时舒服的举动，使得自然和非自然的寒湿很容易进入女性的体内并潜伏下来。

寒湿对女性身体的影响是多方面的。

首先，寒湿会影响女性的生殖系统。体内有寒湿的女性会发现自己痛经频率增加，程度加重，月经周期也开始不准，进而可能会导致宫寒，严重的还会出现怀孕困难甚至不孕……

另外，寒湿加重还会导致一些心血管疾病。随着体内寒湿越积越多，气血不通，各个脏器也会营养不良、功能下降，导致新陈代谢的产物不能及时排出。这些垃圾堆积在血管里，会造成血管壁增厚，动脉硬化加速，从而引起各种与血管有关的疾病（如高血压、高脂血症、心脏病、糖尿病等）频发。

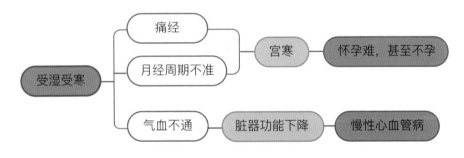

图 1　寒湿对女性健康的影响是多方面的

所以说，寒湿是女性健康的大敌，它随时在身边准备伤害我们，只是看我们给不给它机会了。

作为女性，我们一定要严防。饮食上要忌口，少吃寒凉的食物。同时，平常的生活习惯也要注意。比如，夏天不要老待在空调房里，露脐装也是不建议穿的；冬天不要穿薄裙子，或者腿上只套一条紧身线裤，好看只在一时，受罪可是终生啊。

状态差、易生病的原因二：负面情绪

女性容易生病，除了受寒受湿这些因素以外，负面情绪的影响也是不可忽视的。

在中医典籍里，有很多关于负面情绪致病的论述，比如，"喜伤心""怒伤肝""忧悲伤肺""惊恐伤肾""思伤脾"……

这些都是女性生病的常见因素。女性大多敏感、多疑，平时遇到工作、生活、家庭等很多方面的不顺，往往就会觉得委屈、郁闷。这些郁闷如果憋在心里，化解不开，就很容易造成肝郁。肝郁则气滞，这样的人气血循环就差，就会造成肝气亏损，五脏运行不畅。同时还会引发不孕、月经不调、乳腺炎等疾病。

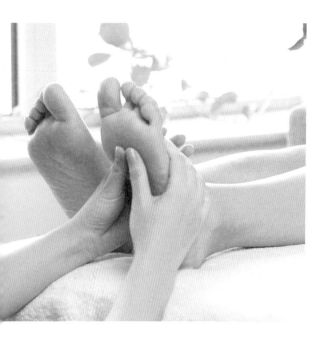

图2 好的反射疗法调理师同时也是出色的心理咨询师

曾经有一位朋友，她的妈妈突然生病了，到医院一检查，说是子宫癌。她心里郁闷，结果一夜之间，身上就起了牛皮癣。刚开始还不是很严重，之后就越来越厉害了。后来医院查出她妈妈不是癌症，但当时她的心理情绪没有改变，牛皮癣一直没好。最后，我们经过五个月的共同作战，用了自然疗法，结合心理疏导，才给她调理好。

其实，很多疾病都是来源

于人心里不正常的、过度的情绪变化，它们会导致心、肝、脾、肺、肾的功能失调。正如中医所说"万病从心生""治病先治心"。要想活得健康，就要先学会转化心中所有的负面情绪。否则，治病祛不了根。

状态差、易生病的原因三：既要又要还要

不知足本身是一种动力，但一些人总是想要的太多。如果得到的永远跟不上自己想要的，就会一直活在焦虑中。我看过好多女性，本来经过努力，已经得到了满足生活必需的物质条件，但内心还是不知足，要攀比，要挣一辈子都用不完的钱，要做所谓的人上人，结果生了这样那样的疾病……

我的一个朋友，拆迁后家里有两套房子。由于家里人口少，女儿也要出嫁了，夫妻俩留一套房子足够了，于是就把其中的一套卖掉了。三个月后，房价涨了近三倍，这位朋友懊悔不已，怨天尤人。后来身体健康出了问题，生殖系统多处长瘤。

我一直和我的患者朋友们强调，做人，一定要学会知足。要知道，该是你的跑不掉，不是你的留不住。人活着，得到再多也是一天三顿饭，睡眠一张床，生病的时候还是得乖乖地做一个病人。唯有安心、知足才能让人自在、健康。

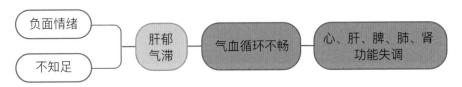

图 3　负面情绪是女性各种疾病的元凶之一

总的来说，外界的寒湿、内心的负面情绪以及不知足而导致的肝郁气滞是女性各种疾病的元凶。如果发现自己的身体出现了问题，一定要从排除体内的寒湿和情绪之毒这两点来着手。

　　如何排？就是下面将要给大家介绍的人体全息反射疗法（简称为反射疗法），包括按摩、艾灸、中成药外敷、泡脚等多种实用方法，这些方法是专门针对我国女性体质特征总结而来的，是我一生中的经验所得，希望能够帮得到大家。

认识反射疗法，激活修复元气的内在力量

所谓人体全息反射疗法（简称为反射疗法），就是用按揉、艾灸、外敷、拔罐等外治手法，对全身各个反射区、反射点进行刺激，疏通气血，以达到预防或调治疾病的一种安全而有效的自然疗法。提到反射疗法，我们先来了解一下反射区。

反射区：开启身体自愈潜能的钥匙

什么是反射区呢？山东大学的张颖清教授说："每个生物体的每一具有生命功能又相对独立的局部（又称全息元），包括了整体的全部信息。全息元在一定程度上可以说是整体的缩影。"

通俗地讲，反射区是遍布全身的神经聚集点，主要集中在手、足、耳等部位。我们身体的每个器官、部位的神经末梢，在这些部位都有一个固定的位置，这就是其对应的反射区，它们相互呼应，互补阴阳，五行顺畅。

如果哪个器官发生了病变，相对应的反射区就会出现很多"不良现象"。这时，我们在反射区上使用反射疗法进行调理，就能刺激到相应的器官神经，激发人体细胞的活性，从而使身体更快、更好地康复，达到

调病甚至防病的效果。

有一次我去医院探望一位熟人。这是位 70 岁的老先生，得肝炎住院了。当时，我一摸他的肺部反射区，说："您年轻的时候得过肺结核。"他的姑娘、儿子都说："没有没有，我爸肺上没得过病。"然后他的妻子说："你们知道什么啊？那年我们俩要结婚，结果他查出肺结核来了，我们耽误一年才结的婚。"大家都觉得很惊讶。

另外，当我自己有时因为劳累，心脏有一些不舒服的时候，我就观察自己的手。这时，在大拇指根部的横纹上会出现一条凸起的、跟横纹交叉的竖纹。然后，我就在大鱼际这个地方拍九下，就不难受了。我用这种方法自救了很多次。

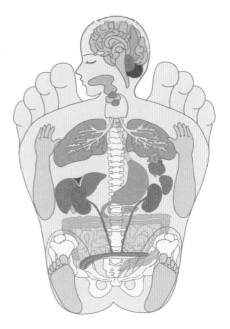

图 4 每个器官、部位都有其对应的反射区，它们相互呼应，互补阴阳，五行顺畅

我常说，反射区既是我们身体健康的晴雨表，也是人体自带的一味药。不管身体出现什么样的症状，反射区都会发出各种信号。我们跟随这些信号把病根儿挖出来，再使用反射疗法进行调理，就能激发出身体的自愈潜能，从而达到防病、调病、降低老病复发、小病加重的概率。

反射疗法：来自上古医家的不二法门

反射区的使用在我国有着悠久的历史。《黄帝内经》早就系统描述了五脏六腑、四肢百骸在面部的特定投射区域，并赋予其全息诊断学意义。

《黄帝内经·灵枢·五色》中也有通过观察五种病色各自显现的部位、沉浮、色泽、聚散、上下、颜色变化等，从而知道是哪个器官出现了问题，以及疾病的深浅、轻重、病期长短的记载。

承袭古代医家的智慧，现代中医足道养生里也讲到反射区的诊断方法。当双手按摩反射区时，如果感到有气感、颗粒、条状物或块状物，就可能是相应的器官或部位发生了病变。

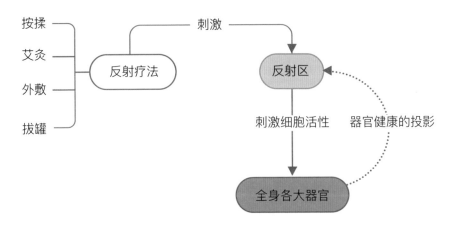

图5　反射疗法通过刺激反射区达到激发器官活性的作用

中里巴人老师在《求医不如求己》中这样评价反射区的作用："学中医的入门之法是足底按摩，人的脚是一面镜子，人体的五脏六腑都在这面镜子里。""当身体里的脏腑器官出现问题时，这面镜子就以痛感或其他方式显示出来，然后按摩这些敏感部位，疾病就解除了，就这么简单。对于有些疾病，足底按摩法独领风骚，立竿见影。"

经历长足的发展，目前在我国流传甚广并被广泛使用的是反射疗法的集大成者——人体全息反射疗法，它是由杭雄文先生创立，由国家卫生部批准的中华反射疗法。

人体五大反射区，各有各的绝活

人体有五个比较大的反射区，分别是足部、耳部、小腿、第二掌骨和背部反射区。这五大反射区各有自己的看家本领。

当身体不舒服的时候，可能在某一处反射区上没有感觉到异样，这时候您就要在其他地方的反射区上找找，全面排查，看看身体究竟出现了什么问题。一旦发现哪个地方疼，或者有明显的阳性物（比如肿块、疙瘩等），就多去调理它，把敏感处调理到不再敏感，身体就没事了。

当然，您也可能在多处反射区都能找到身体不舒服对应的"不良现象"，那么，您怎么调理方便怎么来就行。比如生气后没有得到纾解，导致双肋下或乳房疼痛，那您可以按摩脚上的肝反射区，也可以在耳朵上的肝反射区贴耳豆，还可以搓搓手上的肝反射区，在这几处反射区进行调理都管用。

您可能会问：哪个反射区的调理效果最好呢？

要我说，人体的反射区是同气相通的，不存在哪个最好、哪个最有效的说法，您身上哪里反应最敏感，到哪里去调理效果就最好。

当然，要是搭配起来使用，效果会事半功倍。

下面，我们来认识一下人体这五个重要的反射区。

足部反射区

我们身体的大部分重量是靠足部来支撑的，身体新陈代谢的产物在这里也最为集中，所以它对身体状况的反映最为明显。每当身体稍有不适，最先预警的正是我们的双脚。通过观察足掌的色与形、体会按摩触及的感受，可以及时了解当下的健康状况，进行有效的调理。

正因如此，一般做调理的时候，足部反射区是首选。足部反射区就像一个微缩版的人体，上面分布着和身体器官、部位相互呼应的多个反射区。

五个脚指头最上面是前额反射区，接着是大脑、小脑、眼、耳、鼻反射区。脚心上有心、肝、脾、肺、肾、胆、胃、胰反射区，下面接着就是大肠、小肠、十二指肠、膀胱、肛门反射区。脚跟是生殖腺反射区。脚的外侧就是肩关节、肘关节、膝关节、坐骨神经反射区，内侧就是脊柱反射区，脚面上就是扁桃体、喉、气管、食道、乳房、肋骨等反射区。

平时您洗完脚可以多按按这些反射区，对身体是一个很好的保健。按摩的时候觉得哪里疼痛，或者有沙砾状、有棱儿、有鼓鼓囊囊等不正常的表现，这就是它对应的部位出现了问题。我们就可以着重做相关的反射区，把病症扼杀在摇篮里。

需要提醒大家的是，足部反射疗法虽好，并不适宜所有病症。例如心衰、肾衰、肝坏死、肺气肿、癌症晚期等，如果施用足部反射疗法，反而会加速血液循环，促使这类疾病恶化。不过，适当时间、力度适宜的足部按摩，可以帮助患者暂时缓解疾病的痛苦，让虚弱的病体得到充分的放松和休息。但这种情况建议由专业的反射疗法师来操作，切不可自行操作。

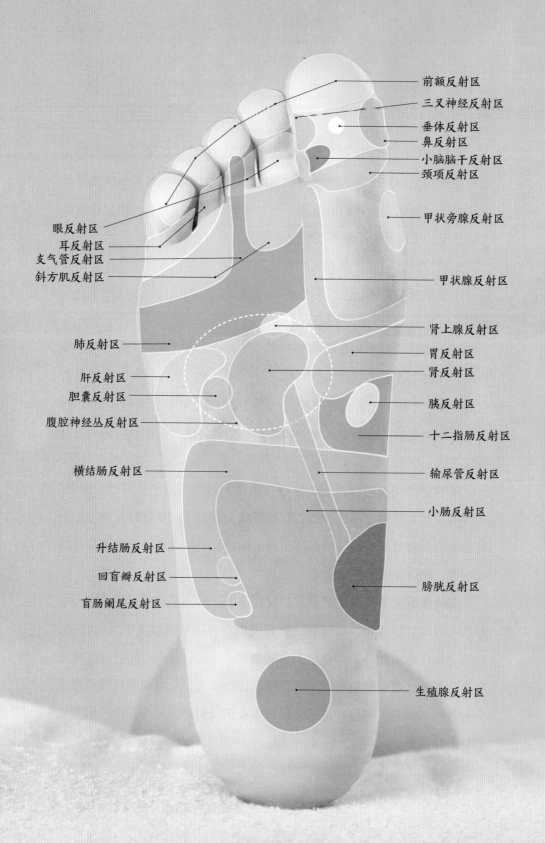

前额反射区

三叉神经反射区

垂体反射区

鼻反射区

小脑脑干反射区

颈项反射区

甲状旁腺反射区

眼反射区

耳反射区

支气管反射区

斜方肌反射区

甲状腺反射区

肺反射区

肾上腺反射区

胃反射区

肾反射区

肝反射区

胆囊反射区

胰反射区

腹腔神经丛反射区

十二指肠反射区

横结肠反射区

输尿管反射区

小肠反射区

升结肠反射区

回盲瓣反射区

盲肠阑尾反射区

膀胱反射区

生殖腺反射区

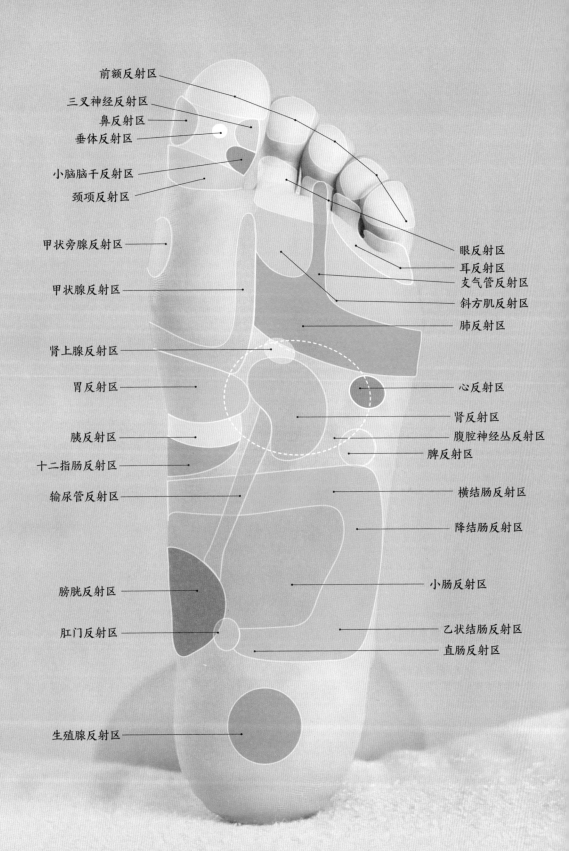

前额反射区

三叉神经反射区

鼻反射区

垂体反射区

小脑脑干反射区

颈项反射区

甲状旁腺反射区

甲状腺反射区

肾上腺反射区

胃反射区

胰反射区

十二指肠反射区

输尿管反射区

膀胱反射区

肛门反射区

生殖腺反射区

眼反射区

耳反射区

支气管反射区

斜方肌反射区

肺反射区

心反射区

肾反射区

腹腔神经丛反射区

脾反射区

横结肠反射区

降结肠反射区

小肠反射区

乙状结肠反射区

直肠反射区

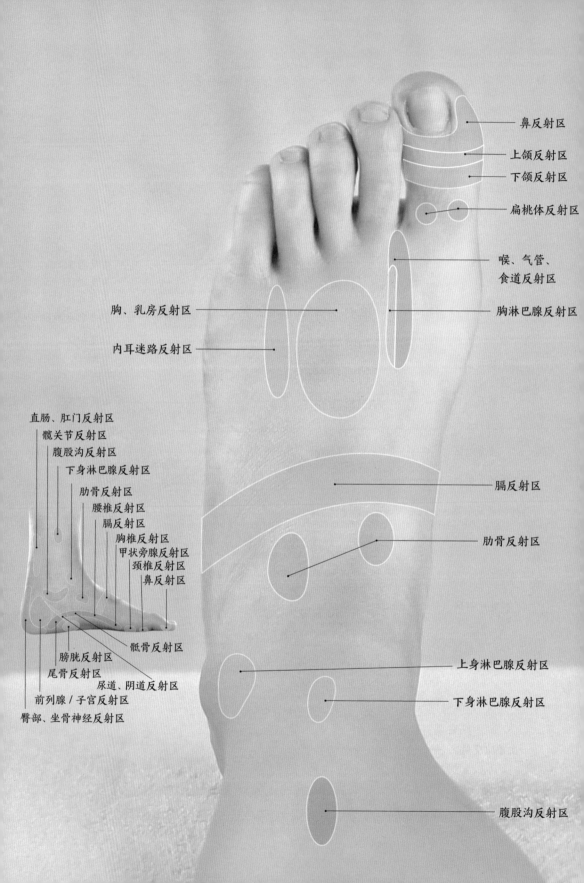

鼻反射区

上颌反射区

下颌反射区

扁桃体反射区

喉、气管、
食道反射区

胸、乳房反射区

胸淋巴腺反射区

内耳迷路反射区

直肠、肛门反射区
髋关节反射区
腹股沟反射区
下身淋巴腺反射区
肋骨反射区
腰椎反射区
膈反射区
胸椎反射区
甲状旁腺反射区
颈椎反射区
鼻反射区

膈反射区

肋骨反射区

骶骨反射区

膀胱反射区

尾骨反射区

尿道、阴道反射区

前列腺 / 子宫反射区

臀部、坐骨神经反射区

上身淋巴腺反射区

下身淋巴腺反射区

腹股沟反射区

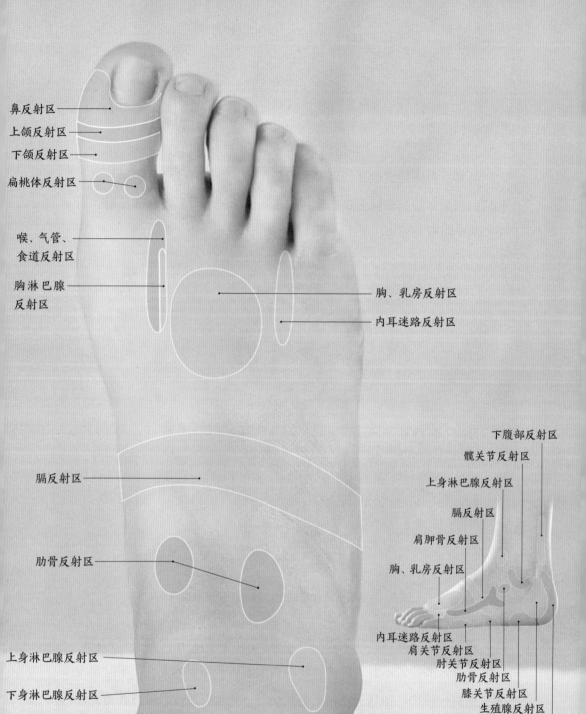

鼻反射区
上颌反射区
下颌反射区
扁桃体反射区
喉、气管、食道反射区
胸淋巴腺反射区
膈反射区
肋骨反射区
上身淋巴腺反射区
下身淋巴腺反射区
腹股沟反射区

胸、乳房反射区
内耳迷路反射区

下腹部反射区
髋关节反射区
上身淋巴腺反射区
膈反射区
肩胛骨反射区
胸、乳房反射区
内耳迷路反射区
肩关节反射区
肘关节反射区
肋骨反射区
膝关节反射区
生殖腺反射区
臀部、坐骨神经反射区

耳部反射区

耳部反射区异常敏感，见效也是最快的。身体有什么毛病，耳朵上相应的反射区按起来就会钻心地疼。也正因为这个特点，耳部反射区用于检测疾病最为合适。

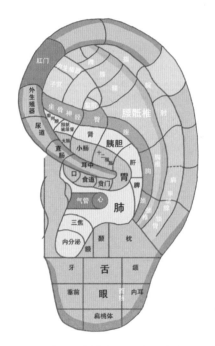

图 6　耳部反射区异常敏感，适合用来检测疾病

很多患者跟我说，耳朵面积小，不照镜子的话自己又看不见，在上面找反射区的位置不容易找准。我告诉大家一个简单的方法，平时您没事儿的时候就按一按耳朵，在上面找痛点，找着以后就忍着点儿疼，使劲儿点按。随着痛感逐渐缓解了，这里的病灶也就得到一定的控制了。您看，这是不是一个方便又不花钱的防病、测病的好办法！

第二掌骨反射区

第二掌骨反射区在手上，只有 5~6 厘米长，您随时随地都可以操作，比如，用大拇指推按整个第二掌骨反射区，这么一个简简单单的动作就能调理全身的毛病，对颈椎、腰背、四肢的一些毛病，调治效果特别好。

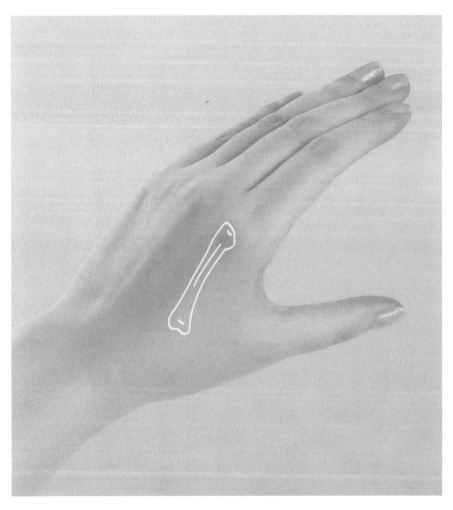

图 7 随时随地能操作，调理脊椎有奇效

小腿反射区

小腿反射区的优点是操作起来非常方便，缺点是不全面，它"主打"肝、肾、脾等内在器官，不涉及心和肺，对鼻子、颈椎等部位也没怎么"用心"。不过，它在调理脏腑疾病，尤其是防治糖尿病、脾胃病方面，往往一马当先，屡建奇功。所以，我常说小腿反射区就是个没心没肺的"偏才""怪才"。

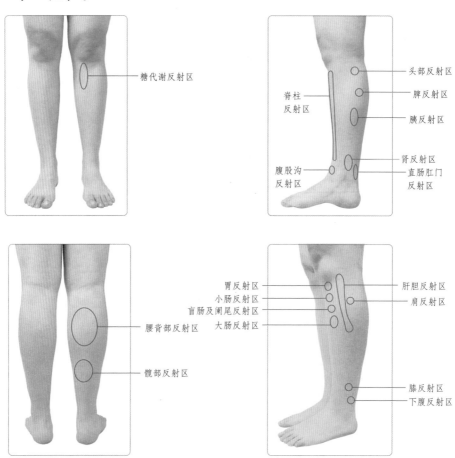

图 8 小腿反射区是个擅长调理糖尿病、脾胃病的"偏才"

复元力：
女性全生命周期元气修复方案

背部反射区

　　背部反射区有各种腧穴，您要想从根本上调理脏腑，就得多在这块反射区上下功夫了。按摩背部反射区的方法主要是拔罐和推背，这两个方法都需要家人的配合，也是平时常用的保健之法。

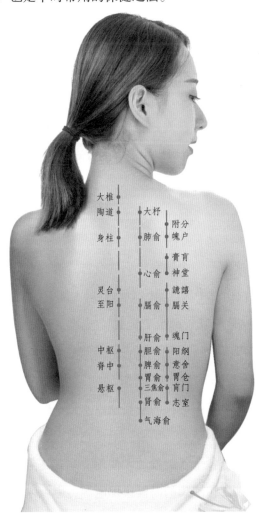

图9　活用背部反射区，脏腑轻松无负担

SECTION 4

泡脚：千金不换的气血免疫方

现在很多人都是亚健康状态，去医院也检查不出什么病，但总觉得自己浑身不舒服，精神也不好。对于这些人来说，就要提高自己的免疫力。提高免疫力的方法有很多，不见得一定要去长跑，或者是做一些激烈的运动。我认为，泡脚是适合所有人并能在一定程度上提高人体免疫力的保健方法。如果得了一些病，也可以用泡脚的方式辅助调理。

泡脚是一门学问

您别小看泡脚，这可是一个防病治病的良方，这一点，古代的大医家们早就研究得明明白白。中医典籍《本草纲目》木部曾记载："足部水肿。削楠木、桐木煮水泡脚。"其谷部也有记载："赤小豆一斗煮极烂，取汁五升，乘热浸泡脚和膝。"可见，恰当的泡脚确是有调病功效的。

那怎样泡脚才能达到好的调理效果呢？

首先，您要准备一个专门泡脚的塑料桶。木桶不好，因为木桶必须得天天有水泡着。如果没水泡着，稍微一干，它就崩裂了。还有一个原因是，塑料桶轻便，适合各个年龄段的人使用，尤其是老年人。现在很多人使用电动足浴盆，应在泡脚的时候拔掉电源，避免泡的过程中所产生的电磁对人体造成影响，孕妇尤其应该注意这一点。

复元力：
女性全生命周期元气修复方案

其次，正确的泡脚方法应该是泡到小腿肚。有的人说，脚上的反射区不是最集中吗，那我泡到脚面不就行了。这种想法是不对的，您把脚泡舒服了，但如果小腿处的血液还阻塞着，那血液还是不能很好地畅通起来供给全身。

再次，所有的泡脚材料，要用布袋装起来，以免泡脚的时候都是碎末。另外，所用的材料要先在冷水中浸泡20～30分钟，再放在火上煮沸，这样才能让药性最大限度地发挥出来。

最后，泡脚不能只泡几分钟，时间太短，效果不好。最好是泡20～30分钟。开始的时候，如果您坚持不了那么长时间，觉得难受，那也不用强求，争取每天都多泡一会儿。时间一长等您习惯了，不泡够30分钟您倒觉得难受了。

需要注意的是，泡脚时的水温不能超过45℃，否则，人就容易心慌、出汗，而且容易兴奋，睡不好。

表1　泡脚小诀窍

类目	小诀窍
容器	塑料桶即可，孕妇要避免电动足浴盆，避免电磁危害
方法	泡到小腿肚，促进全身血液循环
材料	泡脚材料在冷水中浸泡20~30分钟，药性发挥更好
温度	水温在45℃以下，否则容易心慌、失眠

泡脚要学会"找别扭"

为什么很多人泡脚后往往觉得只是舒服而已，好像也没有解决什么实质问题呢？这就是不会给自己"找别扭"。

我建议大家在泡完脚以后，觉得平常自己身体哪个地方不舒服，就在脚上相应的反射区上多加按揉。这个方法对一些有慢性病的朋友，或者也说不上来是什么病，但总觉得身体不舒服的亚健康人群特别好。

如果您平时胸口憋闷，在泡脚的时候就多按揉脚上的心脏、气管、支气管和肺反射区；腿不舒服，就多刮刮脚上的上下肢相应反射区；容易乳房胀痛，就多刮刮脚背的胸、乳房反射区。就是这么一些看似不起眼的小方法，如果您坚持下来，肯定会有意想不到的收获。

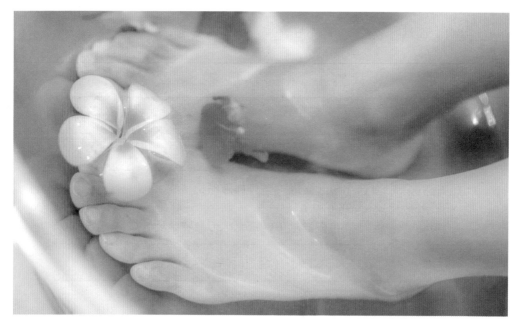

图 10　泡脚能全面提高人体免疫力

学会艾灸，升起我们体内的小太阳

艾灸是反射疗法中经常使用的调理方法。艾草这种植物，承袭了自然的阳气，具有理气血、温经脉、除寒湿、止冷痛等功效。对于调理女性的身体，效果特别好。

我们最常用的保健穴是足三里、三阴交、关元、归来。在足三里穴做艾灸，可以起到健脾胃、助运化、调气血、祛寒湿等作用。在三阴交穴进行艾灸可以补肝肾，调理经血，防治各种妇科疾病。在关元穴进行艾灸可以防治月经不调、闭经、痛经、不孕、产后恶露不尽等。在归来穴进行艾灸则可以活血化瘀，调经止痛，缓解卵巢炎，以及泌尿系统疾病。

既然艾灸对女性的身体这么好，我们进行艾灸的时候应该注意一些什么呢？

第一，使用长年的艾条，最好是 3 年以上的，5 年以上的艾绒效果更好。

第二，艾灸还是有烟的好。有的人觉得有

表 2　艾灸注意事项

类目	注意事项
材料	选择3年以上的艾条
	有烟的艾灸效果更好
工具	使用艾灸盒可以更方便地找到穴位
	砭石加热后可以代替艾灸
部位	腹部、四肢、脚底等部位均可艾灸

烟的艾灸味道重，会选择无烟艾灸，其实无烟灸法是炭压制而成的，只有热透析，没有药透析，效果没有有烟的好，而且艾灸的烟对清净肺道很有好处。

第三，最好使用艾灸盒，既安全又方便。艾灸盒有单眼的、多眼的，各有好处。单眼的艾灸盒使用起来非常灵活，比如说胳膊不舒服，可以把里面的艾点燃以后，拿个松紧带把艾灸盒绑在胳膊上，一点都不妨碍身体的活动。而四眼的长型艾灸盒很适合使用在腹部，我们可以把艾灸盒竖起来，将第三个眼放在肚脐上（也就是神阙穴），那么第一个眼就落在中脘穴上了，可以调理胃病；如果把第二个眼放在肚脐上，下边两个眼就落在气海穴、关元穴上了，可以调理一些妇科疾病。

第四，艾灸可以用在人体的很多部位，比如腹部、四肢、脚底等。

第五，艾灸也可以用砭石代替，把砭石放热水里温热以后放在反射区上，这时要注意温度不宜过高，不要超过45℃，否则，容易造成低温烫伤。如果温度过高，也可以先隔一层布放在反射区上，等温度适宜的时候，再直接接触皮肤。

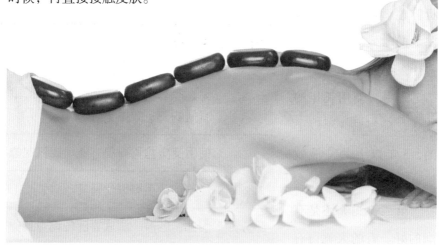

图 11　砭石温热后放在反射区上，也能起到升阳气、调气血的作用

复元力：
女性全生命周期元气修复方案

善用反射疗法，幸福触手可及

所谓"上医治未病"，反射疗法秉承的就是这样一种精神，通过身体上的各个反射区把疾病消灭于萌芽状态，尽早调治，不让疾病有发展的机会。

大病可化小，小病可化了

一般来说，不少病在医院确诊后，往往已经错过了治病的最佳时期。而用反射疗法治病，恰恰弥补了这一点。

比如说脚上的子宫反射区，如果一摸这里感觉酸痛或有疙瘩，您就知道是子宫出了问题。这时候只要您揉一揉，推一推，按一按，把这个疙瘩给捻开，把里面淤积的寒湿垃圾给化解掉，子宫里的气血循环就会重新通畅。这样，不就用不着去医院检查、吃药打针了吗？

又比如说您一两天没解大便了，赶紧刮一刮手上或脚上的小肠和大肠反射区，很快就能缓解，不用等到发展成直肠炎、肛裂、痔疮的时候，再去找医生了。

即使症状已经加重，反射疗法在不少疾病的治疗上也是有着自己的优势的。

曾经，有一位女士春节前突然痔疮发作，非常严重，按西医的说法是内痔外脱。当时，她坐卧行走都很痛苦，用了外用痔疮膏，又擦又塞，吃了消炎去痛的药，都不顶事，她差不多都要到医院去动手术了。这时，我告诉她一个中医流传下来的外治方：在口腔内上牙龈处，有一处反射点叫肛门点，凡是痔疮发作比较严重的人，百分之七十在此处有一小白线或小白点。用消毒过的小针轻微点刺，挑开白点，然后，再用伤湿止痛膏贴在双腿弯处的委中穴上，几分钟后就能见效。这位女士照我所说的做后，果真如我所言，当时就见效，三天后完全恢复如初。

通过这个例子，大家可以看到反射疗法的神奇了吧！

不生病，幸福才长久

对我们普通人来说，一生中最大的心愿就是让自己不生病，让自己的亲人不生病。而掌握反射疗法防患于未然，就能达成这个心愿，这种守护家人的幸福感恐怕是生活中最重要的东西了。

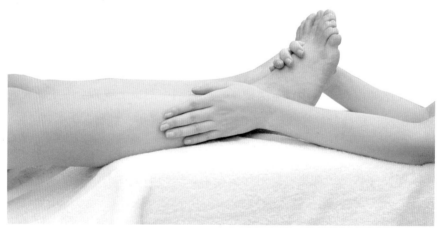

图 12　反射区按摩是人与人间表达和感受关爱的无言修行

复元力：
女性全生命周期元气修复方案

有位女士看了《手到病自除》后，便用书上所说的方法给她父亲治好了荨麻疹。当她知道父亲有高血压，她又把书中所说的降压的方法告诉了父亲。可是，她父亲对反射疗法存有偏见，一时间接受不了，说不相信每天摸摸脚丫子就不用吃药了。后来，她把老父亲接到北京住了一段时间。看父亲每天很兴奋地扛着相机、三脚架在北京城里跑，她就给父亲泡泡脚。慢慢地，她就试着给父亲按摩脚上的反射区，父亲也没说什么。后来有一次，她看见父亲泡完脚以后自己按摩起脚来了。坚持一段时间后，父亲以前经常头晕的毛病改善了很多，精神也变好了。

　　看到父亲的身体越来越好，她非常高兴。后来，每次带孩子回家的时候，父亲还会给小外孙女搓搓脚，刮刮脚底，边搓边跟外孙女一起唱儿歌。这位女士说，没想到，这种互相按摩足部反射区的方法使她和父亲都找到了特殊的表达爱的方式，享受到了天伦之乐。听她说了自己的经历，我非常高兴。

　　我们经常说身教大于言教，其实，好的保健方法与好品德一样，都是需要传承的。在本书里，我就教大家用老祖宗留下的这些善巧方法来保护自己和家人，如果您能活学活用反射疗法，平时多给父母按一按脚，关注他们的健康，再注意生活中的一些细节，不仅能让全家人远离疾病的困扰，还能让父母度过一个舒心的晚年，对子女也是个榜样示范。心到手到，手到病除，这才是幸福的长久之道。

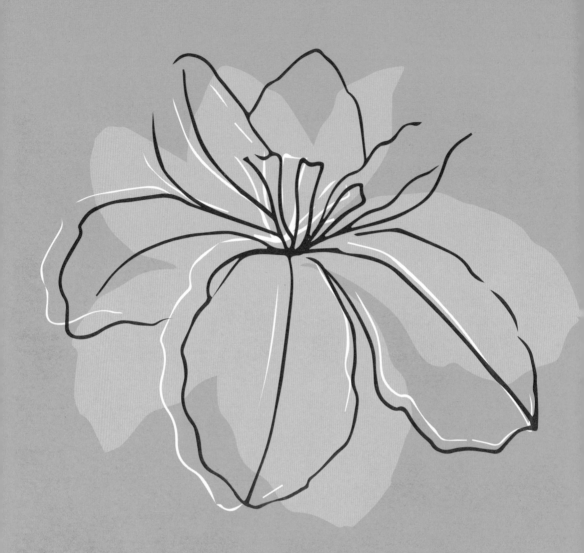

青春恰自来：
年轻态反射区保养法

女为悦己者容，这句话的意思本来是说，女孩子愿为欣赏
自己的人而梳妆，在现代社会里，这句话又有了一层新的意思，
女孩子为了取悦自己而用心装扮。可见，保持美丽和健康是
一件多么令人快乐的事情。

女人如花：精心呵护才能长久美丽

人们常说，三十以前的女性靠天生丽质，三十以后的女性靠后天保养。我倒是觉得，保养这件事，赶早不赶晚。

人年轻的时候就像一辆新买的车，使用一段时间后，得定期做做保养，如果一个劲儿地耗，到了四五十岁，这长期没保养的"车""零件"都磨损了，大大小小的病自然就冒出来了。人生病后只能做亡羊补牢的工作了，不仅费钱、费时，还累心，最后搞得全家老小都不得安宁。

保养说起来容易，做起来效果天壤之别。保养方法得当，即使先天基因差一点，也能补得很好。保养方法不得当，不仅不能变美变年轻，还可能生病。

生活中有不少女性喜欢去美容院保养。我认识一位女士，去美容院做了三个月的精油推拿保养卵巢，体检时发现体内有子宫肌瘤和卵巢囊肿。为什么会有这种情况？开美容院的朋友告诉我，真正的纯植物精油对人体是没有伤害的，但是纯植物精油很贵，普通人买不到也用不起，现在很多人用到的其实是含有大量的激素和化学物质的劣质精油。

您想想，这些外来的激素通过按摩进入身体，它总得有地方出去，如果正常的渠道排泄不动它，它肯定会对您造成危害。当然，我不是说做这种保养的人都会因此得病，但是我认为，女士还是不要盲目去做为好。

另外，一些赶时髦的保养方式也要谨慎考虑，一不小心可能成了"身先士卒"的先行者。

以前国内有一种平流刺激电治近视眼的方法，在学生群体中盛行了好一阵。不少家长听了广告宣传去给自己的孩子排队预约，有的甚至排到了两年之后。可没过多长时间，这种疗法的后遗症就显现了：很多做过这个治疗的孩子，近视程度都在术后再次增长了，有的甚至翻倍增长。结果，这种流行一时的方式给好多人造成了不可恢复的伤害。

现在，我们国家市场规范了，但是，有些无良商家利用女性爱美心切的心理，推销一些没有经过足够效果验证的商品，不少女性上当受骗，不仅浪费了钱，还伤害了身体。

我认为，女性保养自己应尽量选择安全、无副作用的方式，这样保养效果好，还持久。拿我自己来说吧，我今年 82 岁了，不仅脸上没有老人斑，什么高血压、高脂血症、糖尿病、痛风这些常见疾病一个都没有，很多见过我的人都说我还是五六十岁的状态，很有心劲儿。

这些好状态是怎么来的呢，是我没事就揉揉脚、泡泡脚、做做艾灸，日积月累养出来的，再加上好的心态，自然就活到老、美到老。要我说，从老祖宗那里习得的保养方式就是最安全有效的，历史的声音是最好的验证。

当然了，我们在用反射疗法保养自己的同时，在一些生活习惯上也要注意。

平时少吃汉堡、膨化食品、辣条等，这些食品中被加入了各种防腐剂、食品添加剂、激素等有害物质。女孩子们吃了这些食物，很容易导致性早熟、肥胖，或者一些其他疾病。

如果经常痛经，那要注意平时不能太贪凉。另外，要注意保暖，有的女孩子为了漂亮，冬天很冷了还只穿一条薄裤子，现在年轻不觉得怎么样，到老了都找补回来了。

子宫是根：养于内才能美于外

不少人认为，外在美丽彰显了女孩子的青春。在我看来，内在的健康决定了美丽和青春能否长久地存在。

有句话我深以为然：女人如花，乳房为叶，子宫为根。不少女性常见的健康问题都和子宫有关，只有子宫健康，女性才能长久地保持青春和美丽。

我做反射疗法有40多年了，见过不少女孩子气色差，黄褐斑、黑眼圈反复发作，很多人选择用化妆来遮盖一下，或者去美容院做皮肤护理，有的还要去整形医院打玻尿酸针。她们可能从来没想过，这些发于外在的皮肤问题都是内在的宫寒造成的。

宫寒是怎么来的呢？打个比方说，不少女孩子为了一时的好看，天气很凉了还要穿短裙和露肚脐的短上衣，却不知道这种衣服让寒湿从肚脐和后腰这两个要害部位进入体内散布全身。身体"因寒而滞，因滞而瘀"，时间长了就会导致宫寒，进而造成月经紊乱等多种妇科病，以及不孕症等更多严重的后果。这些身体内在的不良改变，也会导致外在的容颜随之发生变化。

这时仅靠外在的保养治标不治本，还得内在的保养才管用。

我告诉大家一个很简单的方法，平时没事儿您就用拇指推推自己脚上的子宫反射区，它就在我们的双脚内踝骨到脚后跟的一片梨形区域，您每次推36下就行。

如果有疙瘩，或是摸起来很疼，那就每天都按一按，揉一揉，把脚上的疙瘩揉开了，子宫也就没什么问题了。如果觉得手上没劲儿的话，也可以在每晚泡脚时用脚后跟互搓子宫反射区5分钟。

子宫保养好了，那些宫寒带来的问题——脸色差、黑眼圈自然就消失了。这也就是我经常说的：只要方向走对了，怎么走都对。

除了保养子宫，平时还要经常排毒，特别是淋巴腺的排毒。因为人体内的淋巴是通过不断循环来维持细胞健康的，只有加强淋巴系统的排毒，把体内的垃圾代谢掉，才能有效抵抗衰老，保持年轻、健康。要促进淋巴系统排毒，我们不仅可以通过按摩脚底的相关淋巴反射区，还可以按摩身上的淋巴腺，总之，您怎么方便怎么来。

皮肤容易出现问题的女孩子，平时可以多按摩按摩肺反射区。肺主皮毛，肺不好的时候，皮肤上很容易出现相应的症状，甚至会出现一些疾病，比如湿疹、荨麻疹、玫瑰糠疹等，这些大多是肺虚引起的。肺虚的情况下，皮毛和外面通达就不好，再加上脾又湿，身体里那么多水汽怎么办呢？肺和大肠相表里，肺燥时口舌干，肺虚时大便不成形，与此同时，皮肤上也会出现一些状况。要改善这样的肌肤状态，护肤品乃至药品都难起到治本的作用，还是需要从内在提升身体状态才能解决。

有句诗"白日不到处，青春恰自来"，用在这里特别合适。意思是，在日光没有照到的地方，苔藓却长出绿意来，展现自己的青春。我们的身体正是如此，它本身拥有强大的调控能力，即使没有外在阳光，您只要通过反射疗法激活这种能力，就能结出美丽的硕果。这个过程也许不像打针、吃药，效果能立竿见影，可在您看不见的身体深处，改变正在悄悄发生着。

Health Care 1

性早熟

未成年女孩长期食用含有防腐剂、食品添加剂、激素等有害物质的食品，容易导致性早熟。有的身高和体重增长过快，有的早早就来月经了。如果任其发展，可能会对孩子的生理乃至心理产生不良影响。

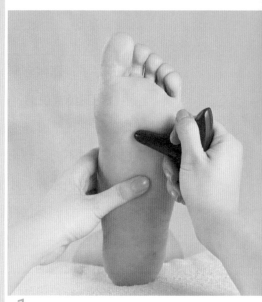

1 一手扶握脚背，一手用砭石棒点按肾上腺反射区。刺激此反射区可使身体产生肾上腺素，进而产生多种歧化酶，提高人体免疫功能。

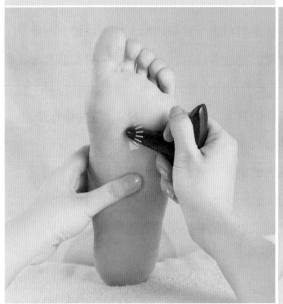

2 将砭石棒平移至肾反射区，沿半圆形从上至下刮按肾反射区，可以增强肾的排毒功能。

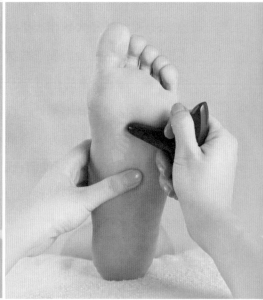

3 保持手位不变，从肾反射区向下重力刮按输尿管反射区。这样可以疏通输尿管，促进体内的毒素排出。

4 将砭石棒移至右脚的肝反射区，从下至上刮按肝反射区。

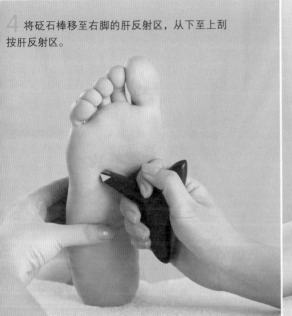

5 放下砭石棒，一手扶握脚趾，另一手握拳，用食指指关节沿弧线方向刮按子宫反射区。

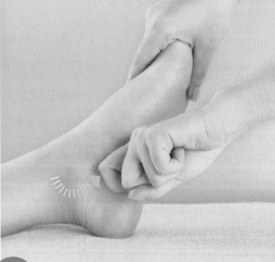

6 转向足外侧，一手端住足部，一手食指指关节沿弧线方向刮按卵巢反射区。

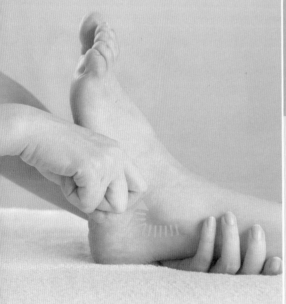

TIPS

妈妈可以经常给孩子捏捏脊。捏脊之前，要从上往下连续刮按华佗夹脊穴（自颈部的大椎穴起，一直向下至尾骨凹陷处的长强穴）三遍。随后用双手拇指、食指和中指捏起脊柱两旁的皮肤，从臀部向颈部，每捻动三下，上提一下。经常捏脊能使消化系统正常运转，增强身体的排毒功能，并增强孩子的免疫力。

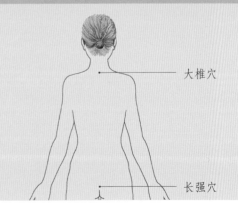

大椎穴

长强穴

Health Care 2

近视

　　女孩都想拥有一双明亮清澈的眼睛，可学业负担重、电子产品泛滥，让不少人用眼过度，年纪小小的就戴上了眼镜。近视度数高了，眼睛还会变形，更加不美观。眼睛这个器官很特殊，想要达到好的调理效果，应在视神经完全发育之前及早进行干预。

反射区列表

肝、上下身淋巴、眼。

1　每天用砭石棒或拇指肚按摩右脚上的肝反射区 3 ~ 5 分钟，可稍微用力，最好能感觉到一点疼痛。

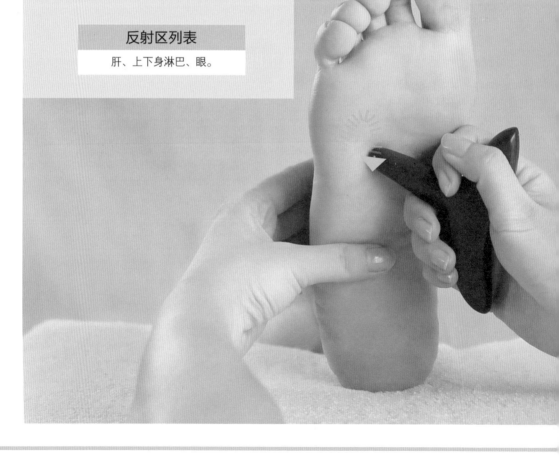

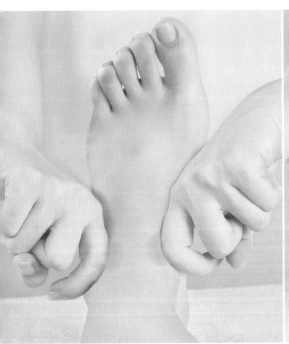

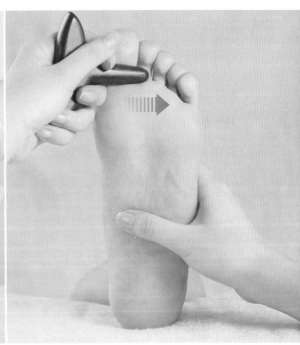

2 用双手食指指关节匀力点按上下身淋巴反射区，10 秒钟 1 次，按摩 10 次。

3 一手扶握住脚掌，一手用砭石棒推按眼反射区 2 ~ 3 分钟。需要注意的是，眼部有出血症状时，禁做此反射区。

PS

1. 取人参、怀山药、茯苓各 60 克，枸杞根、铁扫帚各 35 克，菖蒲、远志各 30 克，研成粉末。加米醋调成膏状，分别敷在肚脐和双足涌泉穴（见右图）上，用纱布或医用胶布固定，临睡前敷好，早起揭掉。10 天一个疗程。

2. 在耳朵上的肝、眼、目 1、目 2 反射区（见右图）贴耳豆，并坚持按压。三天后换另一边耳朵，交替进行。这种方法和按摩足部反射区、药物敷贴法配合调理的效果更好。如果实在没时间，可任选其中的两种。

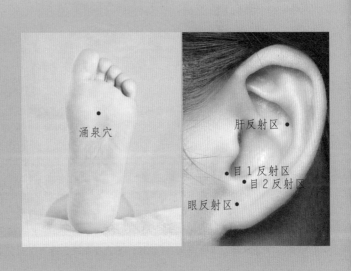

涌泉穴

肝反射区 ·

· 目 1 反射区
· 目 2 反射区

眼反射区 ·

Health Care 3
青春痘

青少年血气旺盛，一般都会有点血热。如果饮食上不节制，加上心情郁闷，肺中、胃中积有郁热，上蒸到颜面，就容易长青春痘、痤疮。满脸的痘痘，反反复复，让人很困扰。

反射区列表

脾。

一手扶握住脚掌，一手自然捏握砭石棒，在脾反射区做点按刺激。

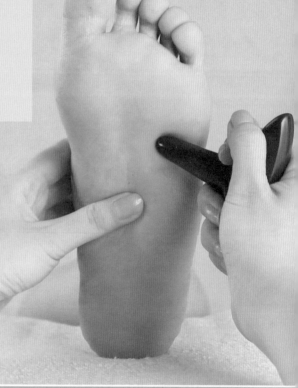

TIPS

1.取黄柏、黄芪、大黄各 20 克，浸泡 20 分钟，然后加适量水煎煮 20 分钟，去渣取汁，温热泡脚 30 分钟。早晚各 1 次，两天换 1 次药，有清热解毒，凉血泻火的功效。

2.取生何首乌、苦参、当归各 50 克，加 500 毫升白醋，浸泡 10 分钟，然后加适量水沸煮 20 分钟，去渣取汁，温热泡脚 30 分钟，早晚各 1 次，每天 1 剂，有清热利湿，解毒消肿的功效。

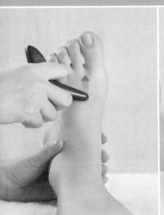

Health Care 4

排毒

　　保持身体的年轻和健康，最重要的一环就是排毒，特别是淋巴腺的排毒。淋巴系统如同人体的排污设施，通过不断循环来净化我们的身体，改善细胞活性并增加身体免疫力。只要加强淋巴系统的排毒，把体内的垃圾代谢掉，就能有效地改善肌肤，抵抗衰老。

1 一手握住脚掌，一手用砭石棒推按颈项淋巴反射区。

PS

　　直接按摩身上的主要淋巴腺，也能促进淋巴系统排毒。先刮脖子上的颈项淋巴，各 36 下；然后用手抓两侧腋窝，各 36 下；再用手掌从上往下搓胸前淋巴 36 下；静坐时，用双手的掌侧由外而内搓擦腹股沟淋巴，各 36 下；最后抓膝盖后面的腘窝淋巴，各 36 下。

反射区列表

颈项淋巴、胸淋巴、上下身淋巴、腹股沟淋巴。

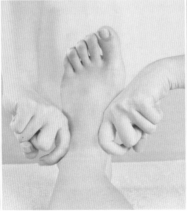

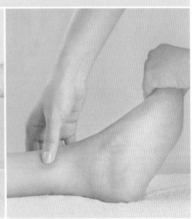

2 沿着脚掌面到趾缝方向推按双脚背第一、二趾缝处的胸淋巴反射区。

3 放下砭石棒，用双手食指指关节匀力点按上、下身淋巴反射区，10秒钟一次，按摩 10 次。

4 一只手扶握住脚尖，一只手点按腹股沟反射区。长期坚持点按此处可以调节女性内分泌，延缓衰老，对调理女性痛经、排卵困难等也有很好的效果。

Health
Care 5
超重

很多女孩子采取节食、吃各种各样的减肥产品来减重，不是瘦不下去，就是瘦下去了又快速反弹，导致身体状态恶性循环。其实，有些肥胖是脾湿造成的。脾湿的人，营养的吸收、运输都不太好，吃下去的东西消化不了，就会淤积在体内造成肥胖。另外，还会四肢乏力、没精神、内分泌失调。

脑垂体、甲状腺、心脏、肝、脾、肺、肾。

TIPS

肚子上的"游泳圈"可以用揉搓的方法来减小。在肚脐上方从左至右、从右至左各横搓 100 下，再在脐下小腹顺时针、逆时针各转 100 下。然后掌心向内，右手在上，左手在下，双手重叠放置，让劳宫穴相对，左右揉搓 100 下。

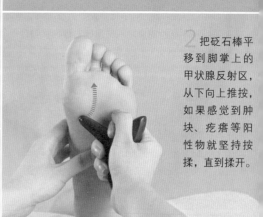

2 把砭石棒平移到脚掌上的甲状腺反射区，从下向上推按，如果感觉到肿块、疙瘩等阳性物就坚持按揉，直到揉开。

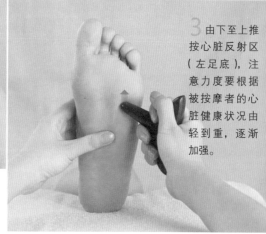

3 由下至上推按心脏反射区（左足底），注意力度要根据被按摩者的心脏健康状况由轻到重，逐渐加强。

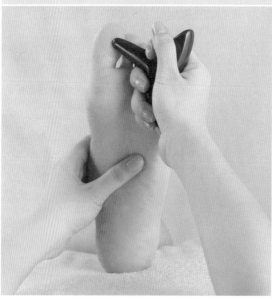

1 一手扶住脚掌，一手握住砭石棒点按大脚趾趾腹中央的脑垂体反射区，或者用大拇指指甲按压此处，也会有不错的效果。

4 换到右脚，一手握住脚掌，一手握住砭石棒，从
下往上刮按肝反射区。

5 点按左足底的脾反射区。经常按摩脾反射区，可以改善
身体对食物的消化、吸收、运输能力，还可增强身体免疫力。

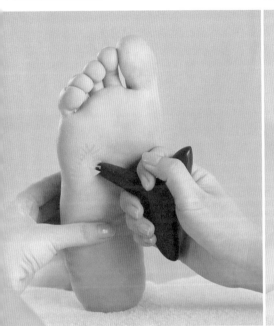

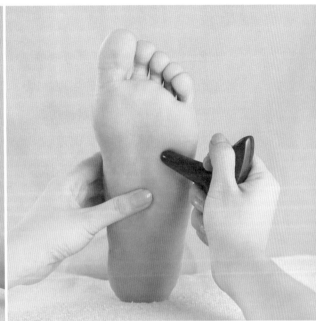

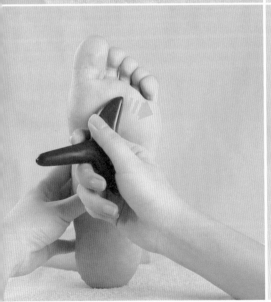

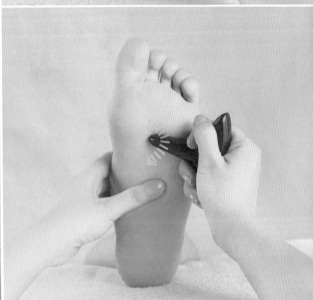

6 将砭石棒移到足底前端，由内而外平缓刮按肺部
反射区。

7 肾反射区位于足掌中央"人"字形交叉点下方凹陷处，
从上向下沿半圆形弧线刮按肾反射区，可以增强肾脏功能。

Health Care 6

厌食

　　厌食大多是由两种因素造成的，一种是消化功能失调导致的生理性因素；另一种则是精神性因素。所以，我们在调理厌食时，不仅要调理肠胃相关反射区，还要辅以调理脑垂体等反射区。

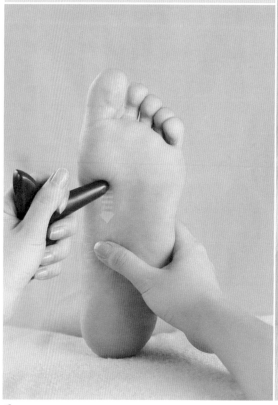

1 胃、胰、十二指肠这三个反射区，往往需要一并调理。按摩时，从上向下依次刮按。胃下垂患者宜从下向上刮按。

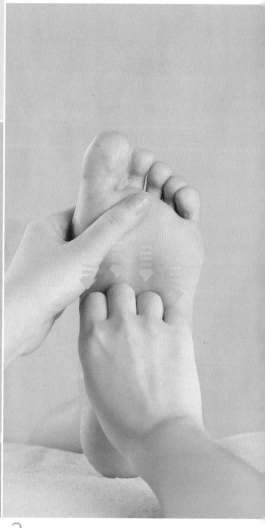

2 四指指关节从上向下刮压小肠反射区，这比用工具刮压更到位，但在刮压中要注意力度使用的均匀。

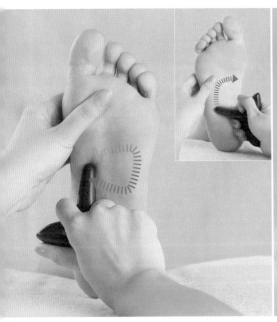

3 依照顺时针方向，推按左脚的横结肠、降结肠、乙状结肠与直肠反射区，然后保持同一方向，推按右脚的升结肠、横结肠反射区。

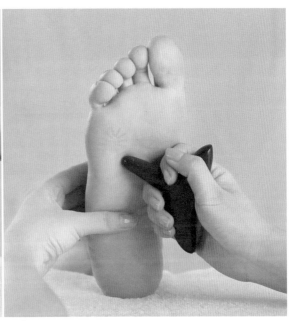

4 经常按摩肝、胆反射区（右足底），可调理肝胆疾患。按摩时先从下至上刮按肝反射区，然后在胆反射区进行点按。

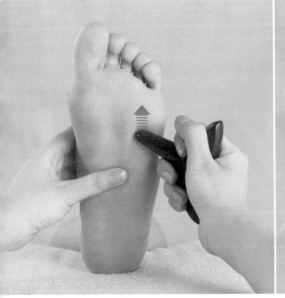

5 由下至上推按心脏反射区（左足底）。推按力度应由轻到重，逐渐加强。

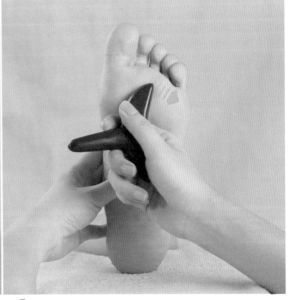

6 手握砭石棒略微向上移至肺反射区，从内向外平缓刮按。

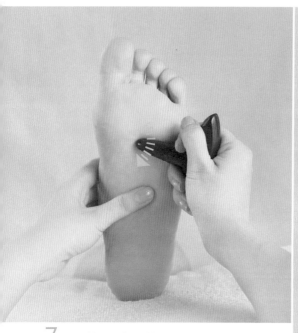

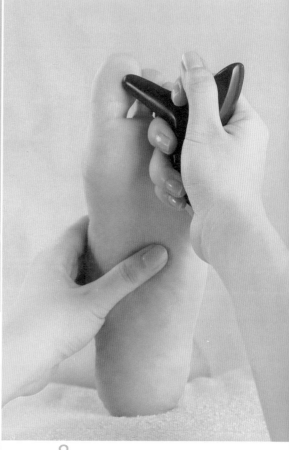

7 随后将砭石棒移到位于脚掌"人"字形交叉下凹陷处的肾反射区，从上至下呈半圆形刮按这里。

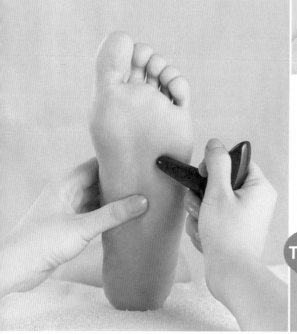

8 将砭石棒移到大脚趾趾腹中央，这里是脑垂体反射区，用砭石棒用力点按此处，或用指甲竖着掐按均可。

9 最后扶握住左脚脚掌，用砭石棒点按刺激脾反射区。脾主运化，按摩这里可以增强身体对食物的消化、吸收和运输能力。

TIPS

气虚、气短者，不要服用山楂丸，可适当服用健脾丸，以增进食欲。

全足反射区
按摩手法

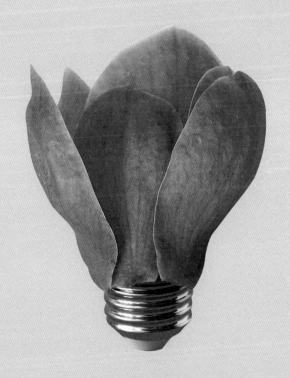

杨奕 许智 著

科学技术文献出版社
SCIENTIFIC AND TECHNICAL DOCUMENTATION PRESS

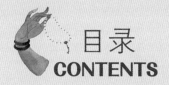

目录
CONTENTS

STEP 1

全足反射区按摩前放松手法

全足反射区按摩前放松手法口诀：

中华反射好疗法，保健理疗进万家。

足健之前做心健，轻中重法推三下。

四面疏理多推按，再把足趾来牵拉。

摇足抖足各九下，踝部关节多顺滑。

活动气血推小腿，万里之行始足下。

1 在心脏反射区（左足底）按照轻、中、重三种力度分别推按 3 次。若最轻力度感觉疼痛，则中止按摩；若无不适，可根据被按摩者的反应确定按摩力度，以此为限。

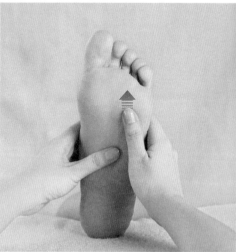

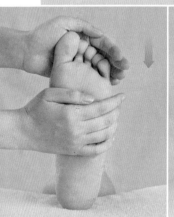

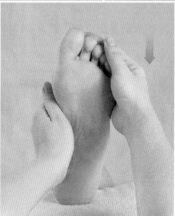

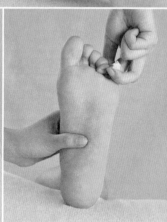

2 四面疏理可舒缓足背、足底神经，放松肌肉，以适应按摩。操作时，可轻按足背、足底前部，从上往下，用力揉搓。

3 牵拉脚趾可起到放松足趾部分肌肉、神经的作用。用食指和中指钳夹住足趾，逐一从下至上来回牵拉 3～5 次。

4 一手托住足踝部，一手微微握住五趾，先顺时针摇转9下，再逆时针摇转9下。此法可舒缓踝部肌肉与气血。

5 顺势将双手手掌分置于足内、外踝处，用力夹住，甩动整个足部9下，以加速踝部血液循环。

6 单手或双手从下往上推按整个小腿，以调畅腿部气血，疏理经络。至全足放松结束。

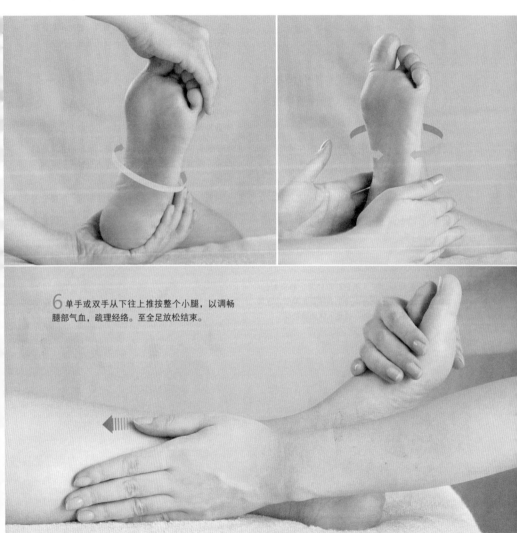

STEP 2

左足基本反射区按摩

基本反射区对应人体的泌尿系统。按摩此反射区时,操作顺序依次是肾上腺、腹腔神经丛、肾、输尿管、膀胱、尿道和阴道反射区。在全足按摩前后分别按摩一遍基本反射区,可打通身体泌尿系统,便于人体新陈代谢产生的尾产物随尿液及时排出,增强反射与调理效果。

按摩功效
肾上腺反射区:可调节激素水平,一般用于消炎、止痛、退烧、止喘、抗过敏。
腹腔神经丛反射区:区域近似圆形。对此反射区加以刺激,可调理腹痛、腹胀、腹泻等腹部疾病,还可缓解女性痛经。
肾反射区:经常按摩肾反射区可以增强肾功能,预防肾炎、肾结石等肾部病症。
输尿管反射区:按摩此反射区,可保持排尿通畅,有效抑制尿路结石及发炎症状。
膀胱反射区:常按摩膀胱反射区,能预防和缓解膀胱炎、膀胱综合征等疾病。老年人可经常按摩此反射区。
尿道及阴道反射区:经常推按此反射区,能提前消除尿频、尿急、尿痛和男性早泄、前列腺炎及女性阴道、尿道疾病隐患。

1 一手扶握脚背,一手用砭石点按肾上腺反射区。刺激肾上腺反射区可使身体产生各种肾上腺素,进而产生多种超氧化物歧化酶,提高人体免疫功能。

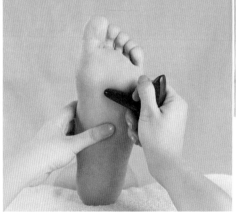

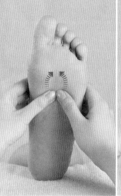

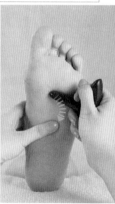

2 放下砭石,双手拇指游走至腹腔神经丛反射区,自下而上沿反射区外缘连续推按3～5下。若推按时恰逢被按摩者经期腹痛,可适当增加按摩次数。

3 再次一手扶握脚背,一手握紧砭石,在肾反射区从上至下呈半圆形刮按。

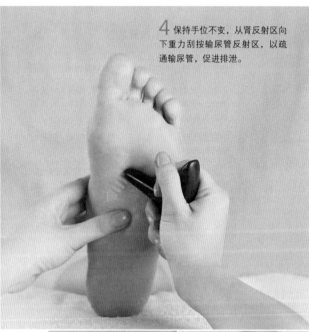

4 保持手位不变，从肾反射区向下重力刮按输尿管反射区，以疏通输尿管，促进排泄。

位置分布示意图

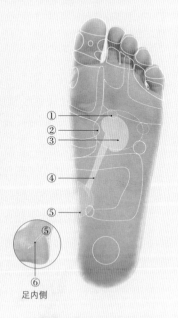

足内侧

肾上腺反射区①位于第一、二跖骨之间偏第一跖骨的位置，处于腹腔神经丛反射区②的上沿，被腹腔神经丛反射区包围的，即为肾反射区③。连接肾与膀胱反射区⑤的弧线即为输尿管反射区④。膀胱反射区⑤位于踝骨下脚内侧，向上略微延伸即为尿道及阴道反射区⑥。

小贴士

在按摩尿道、阴道反射区的时候，最好使用按摩油，徒手进行。

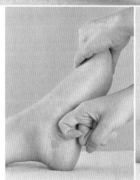

5 按摩至输尿管反射区终点处后，握扶足部向足外侧微倾，露出足内侧的膀胱反射区，顺势放下砭石，徒手握拳，用食指指关节沿图示方向刮按。

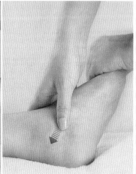

6 最后，推按尿道、阴道反射区。推按时，若被按摩者有明显疼痛感或按摩者触摸到阳性物，则表明被按摩者可能患有阴道、尿道疾病，应加强对此反射区的按摩。

STEP 3
左足足趾反射区按摩

足趾部分反射区对应对侧头部的组织器官，按摩此区域时可按照前额、脑垂体、小脑脑干、三叉神经、鼻、大脑、颈项、眼和耳反射区的顺序进行操作。按摩这些反射区，能有效改善和调理头面部器官和神经系统的功能，并使心脑血管保持通畅。

按摩功效
前额反射区：刮压此区可缓解高血压、高血脂、失眠及各种五官科疾病症状，还可舒爽精神。
脑垂体反射区：可调理内分泌失调，提高人体运动、消化、呼吸、循环、泌尿和生殖、神经、内分泌、感觉和免疫系统机能。
小脑脑干反射区：有助于预防老年痴呆、三高症，预防和调理帕金森症，在一定程度上增强脑部供血。
三叉神经反射区：常按此区，对预防和调理脸部肌肉僵硬、眼干眼痛、眼部肌肉痉挛、中风、面瘫、嘴巴歪斜等症有良效。
鼻反射区：可调理感冒、鼻炎、鼻塞、打鼾、鼻息肉、鼻中隔偏曲等不适。
大脑反射区：刺激这一反射区能有效改善头晕、头痛等头部不适，还能有效调节血压。
颈项反射区：对颈项疾病有一定的调理效果。
眼反射区：可缓解眼疲劳、青光眼、白内障、结膜炎等眼部不适。眼底出血者禁做此区。
耳反射区：经常按摩此反射区可改善耳聋、耳鸣、中耳炎等各种耳部疾病。

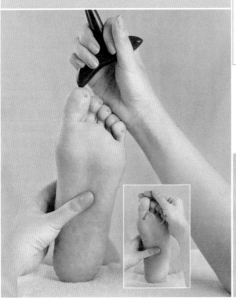

1 先顺着同一方向横向刮按大脚趾前端的前额反射区；接着，依次刮按其他四趾前端的前额反射区。把五个脚趾攥在手中不停团揉，也可简捷而又完整地刺激前额反射区。

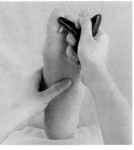

2 保持手位不变，用力点按大脚趾腹中央的脑垂体反射区。按摩此位，能加强疏泄、增强免疫力。

3 顺势按照同一方向刮压大脚趾趾腹外侧的小脑脑干反射区，可有效预防和调理小脑委缩。如大脚趾外侧靠近小脑脑干反射区处出现立峰，这个立峰就是痴呆线，提示被按摩者可能小脑发生萎缩。

4 沿小脑脑干反射区略微上推即为三叉神经反射区。按摩时，从上往下刮按即可。刮按中，若按摩者触觉反射区有塌陷或触摸到阳性物，则表明被按摩者患有三叉神经痛，并伴有眼干涩、眉棱骨痛等不适。

位置分布示意图

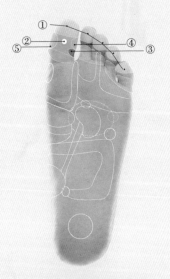

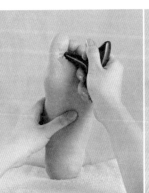
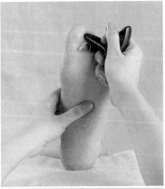

5 变换两手姿势，一手拇指继续沿着大脚趾桡侧拐向趾甲根部的鼻反射区推按。鼻区疾病调理遵照左病右治的原则，即左鼻不通就刺激右脚的鼻反射区，右鼻不通就刺激左脚的鼻反射区。

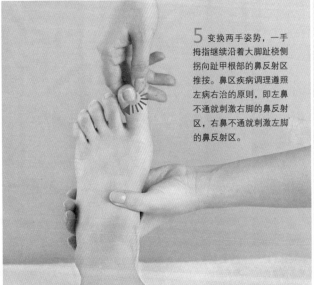

　　前额反射区①位于五个脚趾顶端，对应人体的大脑和迷走神经部分。脑垂体反射区②与大脚趾的前额反射区部分邻近，处在大脚趾趾腹正中间。靠近大脚趾趾腹外侧根部的是小脑脑干反射区③，其上方就是三叉神经反射区④。鼻反射区⑤位于与三叉神经反射区相对的大脚趾趾甲弯处。

小贴士

　　按摩小脑脑干反射区时，应注意控制按摩力度。若按摩者力度过大，会促使被按摩者血液冲激脑部，极易造成脑部毛细血管破裂，甚至堵塞而产生血瘀等健康隐患。

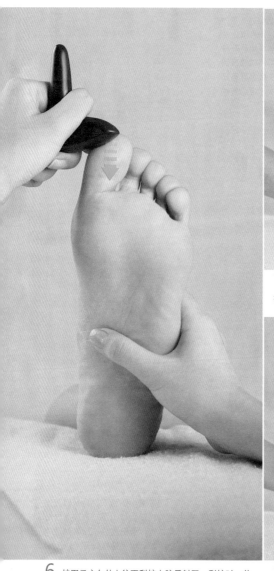

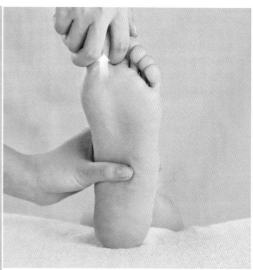

7 食指和中指夹住大脚趾根部后，旋转双指，点按并提拉脚趾。

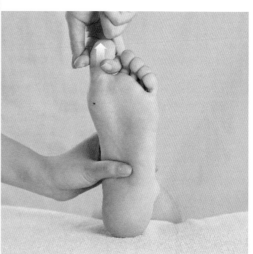

6 按图示方向从上往下刮按大脑反射区。刮按时，若未发现异常状况，可逐渐加大力度，并适度增加按摩次数。

8 旋转至大脚趾内侧颈椎反射区，点按并抻拉颈椎反射区。

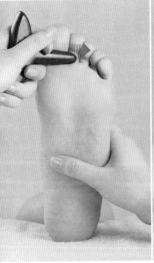
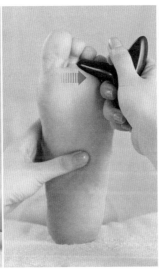

位置分布示意图

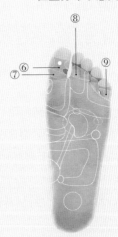

9 继续由内向外推按二趾、三趾根部的眼反射区。注意，眼部有出血症状时，禁做此区。

大脑反射区⑥位于大脚趾腹脑垂体反射区周围，大脚趾根部为颈项反射区⑦，二趾、三趾根部为眼反射区⑧，四趾、五趾根部为耳反射区⑨。

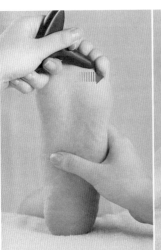
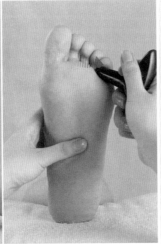

10 与眼反射区的按摩手法相同，由内向外推按四趾、五趾根部的耳反射区。耳部不适的调理同样遵循左病右治原则。

小贴士

1. 按摩大脑反射区时需要注意的是，双足大脚趾根部第二条横线中点处垂直交叉为脚底降压线。在此处做按压刺激，能有效降压，但低血压患者不适合按摩此区域。

2. 按摩耳反射区时，可通过观察四、五趾趾蹼的形态来判定健康状况。一般来说，趾蹼很薄，说明耳朵听力正常；如果趾蹼较厚，则意味着已经出现了耳鸣、耳聋等听力障碍。

而老年性耳聋，多由常年肾虚所致。恢复听力，最好先从补肾开始。

STEP 4

左足足底前半部反射区按摩

甲状腺、甲状旁腺、斜方肌、心脏、肺、支气管反射区都位于左足前半部，依次按摩这几个反射区，能保持呼吸系统畅通，还可加强大肠的排泄作用。在保健效用上，可调节内分泌，促进体内钙磷平衡。

除心脏反射区外，左、右足前半部对应的反射区均相同。

按摩功效
甲状旁腺反射区：调节体内钙磷平衡，调理因甲状旁腺机能低下引起的筋骨酸痛、骨质疏松。点按此反射区还可用于癫痫发作时的急救。
甲状腺反射区：可预防并调理由于内分泌失调所引起的肥胖症、头疼头晕、心慌失眠、抑郁、精神恍惚、甲高、甲低、更年期综合征等病症。
斜方肌反射区：刺激斜方肌反射区，对缓解颈肩部酸痛、肩周炎、落枕、上肢无力麻痹等有功效。
肺及支气管反射区：能有效调治肺炎、支气管炎等呼吸道疾病。经常点按此处，还可对咳嗽、气喘、肺炎起到预防作用。
心脏反射区：经常刺激心脏反射区，可达到调理室性心律不齐、心脏供血不足、胸闷、心悸的目的。

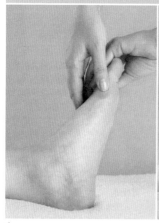

1 一手扶握脚趾，一手拇指指尖在甲状旁腺反射区上做点按刺激。

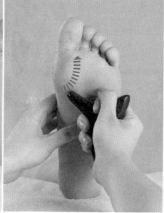

2 沿图示方向推按甲状腺反射区。推按时，若按摩者触摸到肉疙瘩等阳性物，要坚持按揉，直到将其揉开。若在反射区直上三分之一处推按到硬物属正常现象。

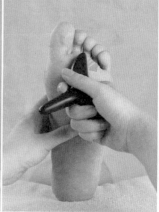

3 换至斜方肌反射区，由内往外做全面刮按。

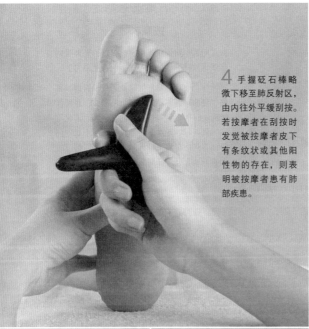

4 手握砭石棒略微下移至肺反射区，由内往外平缓刮按。若按摩者在刮按时发觉被按摩者皮下有条纹状或其他阳性物的存在，则表明被按摩者患有肺部疾患。

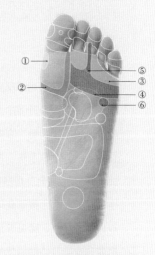

甲状旁腺反射区①位于足内侧缘大脚趾趾掌关节上，与位于大脚趾和二脚趾趾缝下侧的甲状腺反射区②相对。靠近甲状腺反射区的是距一、二、三、四趾趾缝下1厘米的斜方肌反射区③，它被肺反射区④所包围，其中部向上至中趾第二关节处即支气管反射区⑤。心脏反射区⑥位于左脚掌第四、五跖骨之间，紧挨肺及支气管反射区下沿。

小贴士

按摩心脏反射区时，若按摩者在推按的过程中触摸到皮下有肉疙瘩，则表明被按摩者可能存在心脏功能性病变；若触摸到比较硬的阳性物，则被按摩者可能存在心脏器质性病变。

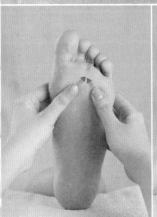

5 变换手位，双手拇指向上推按支气管反射区。对于支气管哮喘患者，操作时可用刮板反复刮按支气管反射区。

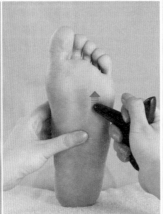

6 最后，一手固定足部，一手用砭石棒由下至上推按心脏反射区。推按时，力度应由轻到重，逐渐加强。

STEP 5

左足足底后半部反射区按摩

左足足底后半部反射区对应脾、胃、胰、十二指肠、小肠、大肠（横结肠、降结肠、乙状结肠、直肠、肛门）等消化系统以及生殖系统，按摩顺序依次是脾、胃、胰、十二指肠、小肠、大肠、生殖腺反射区。按摩此区域，不仅能调理胃痛、腹胀、肠炎等消化疾病，不断增强和改善身体的消化吸收能力，还可缓解因生殖系统各种疾病引起的不适。

按摩功效

脾反射区：对消化不良、贫血、肌无力等病症调理效用明显，还可增强全身免疫力。

胃、胰、十二指肠反射区：可缓解胃痛、胃胀、胃酸等胃部不适；预防糖尿病、急慢性胰腺炎、胰脏肿瘤等胰腺病症；调治消化不良、胃下垂、慢性胃炎、胃溃疡、十二指肠溃疡等疾患。胃下垂患者应采用自下而上的刮按方式，且应在餐后平卧半小时后再进行活动。

小肠反射区：常用于缓解小肠胀气、打嗝等不适，还可用于调理因慢性肠炎、营养不良所致的疾病。

大肠反射区：对于调理腹痛、腹泻、腹胀、便秘、肠炎以及痔疮、脱肛等有一定效果。

生殖腺反射区：对男女性功能障碍、男女生殖系统疾病舒缓作用明显。在青少年时期加强对生殖腺的刺激，并配合点按脑垂体反射区，可有效刺激生长激素的分泌，促进骨骼发育成长。

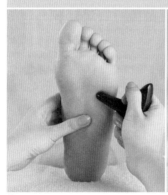

1 一手扶住脚掌做支撑，一手自然捏握砭石，点按脾反射区。

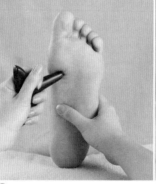

2 双手换位，用砭石侧棱自上而下依次刮按胃、胰、十二指肠这三个反射区。胃下垂患者要采用自下而上的刮按方式，也可用点按的方法进行调理。

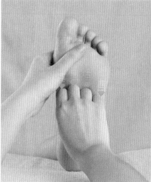

3 刮按小肠反射区。刮按时，建议以四指指关节从上而下刮压的方式进行操作，要注意用力均匀，这比用工具刮压更到位。

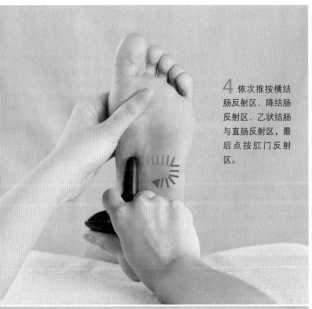

4 依次推按横结
肠反射区、降结肠
反射区、乙状结肠
与直肠反射区，最
后点按肛门反射
区。

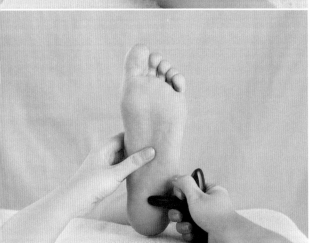

5 结束时，点按生殖腺反射区，有助于缓解生殖系统各种病症及功
能障碍。

位置分布示意图

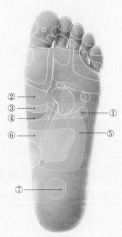

　　脾反射区①位于左脚掌第四、五跖
骨之间中部，其下方就是环状的大肠反
射区⑤（包括横结肠、降结肠、乙状结
肠、直肠、肛门反射区）。胃②、胰③、
十二指肠④三个反射区位于大肠反射
区上侧，从上而下依次相连。小肠反
射区⑥被大肠反射区所包围，位于第
一、二、三楔骨和少部分骰骨至跟骨
间的凹陷处。生殖腺反射区⑦位于足
跟正中位置。

小贴士

　　体质虚弱者、胃下垂患者按摩
胃反射区时，应采用从下至上的推
按方法。按摩过程中，若在胃反射
区发现有褐色小点，则提示被按摩
者可能患有胃部不适。

STEP 6

左足内侧反射区按摩

足内侧对应着身体的脊柱、髋关节及部分生殖腺反射区，按摩顺序依次是脊柱、内侧坐骨神经、子宫、前列腺、内髋关节、直肠肛门、腹股沟反射区。颈椎病、腰椎痛、前列腺炎症、子宫炎症等常见疾病均可通过按摩此反射区被消灭在萌芽状态。按摩时，用手进行操作会比使用工具更能准确感知和施力。

按摩功效
脊柱反射区：常按摩脊柱反射区，对防治和调理颈椎病、头晕、手麻、强直性脊椎炎、腰背痛、腰椎间盘突出、腰椎管狭窄、骶椎病变、骶髂联合病变、骶尾部软组织挫伤、坐骨神经痛等病症效用明显。
内侧坐骨神经反射区：常按此反射区，能有效缓解足跟疼痛、坐骨神经痛。
子宫、前列腺反射区：它对前列腺肥大、前列腺炎、子宫肌瘤、子宫内膜炎及其他男科、妇科疾病的调理作用明显。
内髋关节反射区：可调理髋关节病变、髋关节软组织损伤、坐骨神经痛、肩关节病变等症。
直肠、肛门反射区：可对痔疮、肛裂、便秘、直肠炎等病症予以改善。
腹股沟反射区：对调理男性生殖系统的各种病症、性无能、女性痛经、不孕症、排卵异常等有极好的效果。

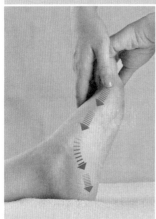

1 一手扶握足趾，一手拇指从前往后推按包括胸椎、腰椎、骶骨、尾骨在内的脊柱反射区。

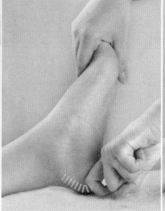

2 按摩至脊柱反射区终点后，顺势刮按位于其后方的内侧坐骨神经反射区。按摩时，食指弯曲，用指关节由后向前刮按。

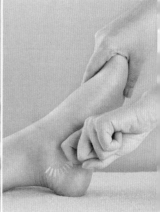

3 保持手位不变，一手食指指关节按照同一方向刮按子宫、前列腺反射区。

4 交换双手位置，用拇指从前往后呈半月形推按内髋关节反射区。

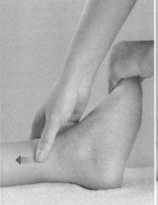

5 拇指游走至直肠、肛门反射区，沿图示方向均匀地推按。

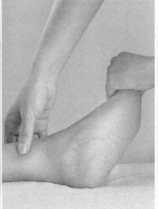

6 对腹股沟反射区进行更彻底的按摩。长期坚持点按此处，可消除腹股沟斜疝、直疝和妇科疾病等健康隐患。

位置分布示意图

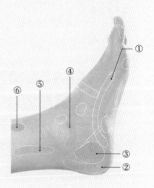

脊柱反射区①，包括颈椎、胸椎、腰椎、骶骨、尾骨，分别位于大脚趾下方外侧及足内侧的脚弓处。脚跟至脚掌的内侧缘处为内侧坐骨神经反射区②。处于脊柱反射区和内侧坐骨神经反射区之间的三角区域，为子宫或前列腺反射区③。内髋关节反射区④、直肠肛门反射区⑤、腹股沟反射区⑥环绕于脚踝周围。其中，内髋关节反射区位于足踝内侧下缘，直肠、肛门反射区（腿部）位于踝骨关节后上方，腹股沟反射区位于足内踝上三横指、胫骨外一横指凹陷处。

小贴士

子宫、前列腺反射区位于双足足跟内侧。每天入睡前，做双足足跟互相摩擦的动作，对子宫、前列腺可起到保健的作用。

15

STEP 7

左足外侧反射区按摩

足外侧反射区与身体许多关节、四肢及生殖器官相对应。按摩此反射区时，操作顺序依次是外侧坐骨神经、生殖腺、膝关节、肘关节、肩关节、肩胛骨、外髋关节、下腹部反射区。经常对足外侧反射区施加按摩，不仅会减弱相关关节疼痛，还会不断增强骨质、强化关节。

按摩功效
外侧坐骨神经反射区：可减轻坐骨神经痛，对尾骨损伤后遗症有一定的恢复作用。
生殖腺反射区：生殖腺包括男性睾丸和女性卵巢，加强对此反射区的刺激，可缓解男女性功能障碍、生殖系统疾病、发育障碍等症。
膝关节反射区：可预防、调理膝关节病变。
肘关节反射区：可缓解肘关节损伤、网球肘、手臂酸痛等病痛。
肩关节反射区：对肩周炎、肩酸痛、手臂无力、手麻等症的舒缓作用明显。
肩胛骨反射区：能有效调理肩周炎、肩部酸痛、手麻无力等症。
外髋关节反射区：可减轻髋关节病变、髋关节软组织损伤、股骨头坏死症、坐骨神经痛、肩周病变等症的病痛。
下腹部反射区：常用于调治月经不调、痛经及其他下腹部疾患。

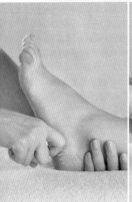 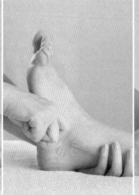 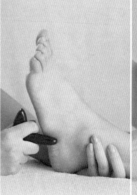 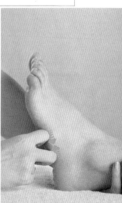

1 一手端住足部，一手食指指关节刮按整个外侧坐骨神经反射区。

2 移至生殖腺反射区，沿图示方向用力刮按。

3 手握砭石，用力刮按膝关节反射区。对该反射区的全方位刺激，可推开瘀阻，强化膝关节机能。

4 用食指、中指刮按肘关节反射区。

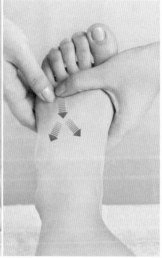

位置分布示意图

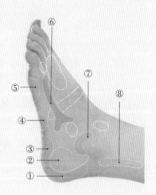

5 食指移至肩关节反射区处，用食指指关节点按。

6 变换手位，双手拇指从后向前同时均匀用力推按肩胛骨反射区。

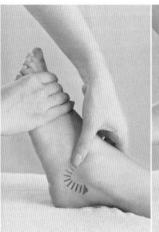

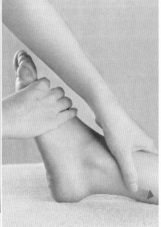

7 扶稳脚掌前侧，向内微倾，用拇指沿脚踝骨外沿轻缓推按外髋关节反射区。

8 顺势沿足跟向小腿方向匀力推按下腹部反射区。

外侧坐骨神经反射区①将位于脚下方与跟腱前方的三角形区域的生殖腺反射区②包围，其上方就是位于跟骨前缘的膝关节反射区③。肘关节反射区④、肩关节反射区⑤分别处于足面第四、第五跖骨与骰骨之间的肩胛骨反射区⑥下侧，其中肘关节反射区位于脚外侧第五跖骨粗隆的前后两侧，肩关节反射区位于脚外侧第五跖趾关节处的凹陷处。外髋关节反射区⑦与下腹部反射区⑧分别位于踝关节的下沿及后上方。

小贴士

对于单纯性的关节炎，如膝关节炎，可以不调理基本反射区，而直接调理症状反射区（按摩方式详见书内 P166）。

STEP 8

左足足背反射区按摩

左足足背分布着人体上颌及下颌、扁桃腺、气管、食道、咽喉、胸淋巴、内耳迷路、胸部乳房等 11 个反射区。对此区域进行按摩时，按摩顺序依次是上、下颌，扁桃腺，气管，食道，咽喉，胸淋巴，内耳迷路，胸部乳房，膈，肋骨，上、下身淋巴反射区。按摩相应的反射区能强化身体各器官机能。

按摩功效

上、下颌反射区：可缓解口腔溃疡、牙痛、牙周痛、流涕、打鼾等症状。

扁桃腺反射区：可有效预防和调理扁桃体发炎、肿胀、化脓，扁桃体肥大，咽喉痛等症。

气管、食道、咽喉、胸淋巴反射区：长期按摩，能有效调理咳嗽、气喘、气管炎、感冒、食道炎、咽喉炎、急性乳腺炎、乳腺增生等病。

内耳迷路反射区：是调理头晕、晕车、高血压、低血压、美尼尔综合征等症的有效反射区。

胸部乳房反射区：可有效预防和缓解胸痛、胸闷等不适，可减轻乳腺炎、乳腺增生等症的症状。

膈反射区：经常按摩此反射区，对打嗝、恶心、呕吐、胸闷、腹痛等不适调理效果明显。

肋骨反射区：可缓解胸闷、岔气、肋膜炎、肋软骨炎、肋间神经痛、肩背酸痛等病痛。

上、下身淋巴反射区：对于下腹部各种炎症、发烧、囊肿、肌瘤、蜂窝组织炎、免疫力低下都有一定的调理效果。

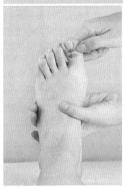

1 一手扶握脚掌，一手拇指指腹由内往外依次匀力推按上、下颌反射区，可预防口腔疾病。

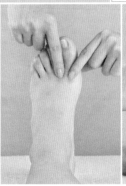

2 两手食指同时点按大脚趾根部的扁桃腺反射区。

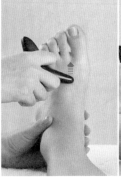

3 翻转手腕握住脚掌，全面推按气管、食道、咽喉、胸淋巴反射区。

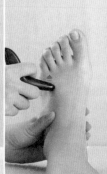

4 用同样手法继续沿着脚掌到脚趾方向，稳步推按内耳迷路反射区。

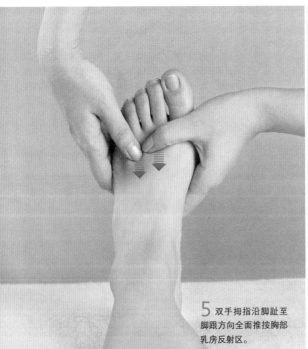

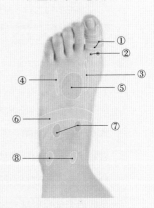

5 双手拇指沿脚趾至脚跟方向全面推按胸部乳房反射区。

上、下颌反射区①在双脚大脚趾关节上、下端，大脚趾根部拇肌腱两侧为扁桃腺反射区②。气管、食道、咽喉、胸淋巴反射区③，内耳迷路反射区④将胸部乳房反射区⑤包围，其中气管、食道、咽喉、胸淋巴反射区位于双脚背第一、第二跖骨缝隙，并可延伸到第一、第二趾骨根部的区域，内耳迷路反射区位于脚背第四、第五跖骨缝隙处。膈反射区⑥横跨脚背并形成了一条宽宽的带状区域。再往上，肋骨反射区⑦位于双脚背第一跖骨小头内侧与第五跖骨小头外侧，上、下身淋巴反射区⑧分别位于双脚外踝骨前下方、内踝骨前下方的凹陷处。

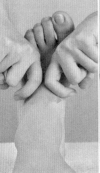

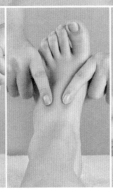

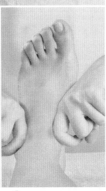

6 双手顺移至膈反射区，食指弯曲，用指关节同时向两侧刮按。

7 保持手位不动，双手食指伸直，用指腹点按肋骨反射区。

8 结束时，用双手食指指关节匀力点按上、下身淋巴反射区。

小贴士

上、下身淋巴分界：上身淋巴即上腹部淋巴，包含肚脐以上、胸部以下的区域；下身淋巴即下腹部淋巴，包含肚脐以下的盆腔区域。

STEP 9

右足足底后半部反射区按摩

两只脚上的反射区，并不都呈左右脚对称分布，如肝、胆、盲肠阑尾、回盲瓣、大肠反射区中的升结肠和部分横结肠反射区就只分布在右脚脚底。右足足底后半部反射区对应消化、吸收、排泄及生殖器官。按摩此反射区时，操作按摩顺序依次是肝、胆、胃、胰、十二指肠、小肠，盲肠阑尾，回盲瓣，升结肠、横结肠，生殖腺反射区。

按摩功效
肝、胆反射区：经常点按肝、胆反射区，可达到调理肝炎、黄疸、肝腹水、肝硬化、肝脓肿等肝部病症，以及胆囊炎、胆囊病、胆结石、黄疸病及其他胆部疾患的目的。
盲肠阑尾反射区：点按此反射区，可用于防治阑尾炎。
回盲瓣反射区：点按此处，可促进肠胃蠕动，减轻便秘、腹泻症状。
升结肠、横结肠反射区：有助于便秘、腹泻、腹痛、肠炎等疾患的康复。

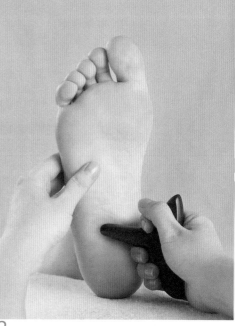

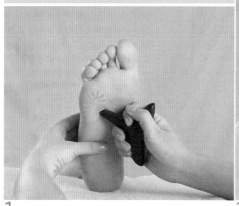

1 一手扶住脚掌部分稳定足部，一手握砭石自下至上刮按肝反射区。刮按至胆反射区时，做点按刺激。

2 手位不变，将砭石移至脚掌跟骨前缘外侧盲肠阑尾反射区，做点按刺激，可调理阑尾炎、下腹胀气、盲肠炎，还可强化盲肠功能。

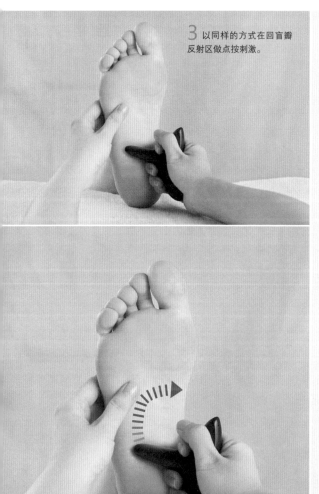

3 以同样的方式在回盲瓣反射区做点按刺激。

4 结束时，对升结肠、横结肠反射区进行彻底的刺激：按照顺时针方向，依次从下往上推按升结肠反射区，从左往右推按横结肠反射区。

位置分布示意图

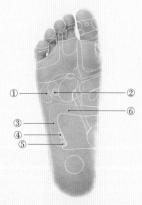

肝反射区①位于右脚掌第四、第五跖骨之间，与位于右脚掌第三、第四跖骨之间的胆反射区②相邻。

脚外缘侧面积较大的升结肠反射区③包含着回盲瓣反射区④与盲肠阑尾反射区⑤，与横结肠反射区⑥相连。

小贴士

完成全足按摩后，一定要重视整理。

整理时，首先要把小腿的前后左右都做一下捏揉疏理。然后用拇指点按足三里、三阴交、悬钟穴。活动脚踝，空拳砸击小腿，以便放松。

此外，由于按摩后血液循环加快，建议饮用300～500毫升白开水，可有效补充血液循环所需要的水分。不宜抽烟和吃东西，否则会对呼吸系统、消化系统造成新的伤害。

复元力

女性全生命周期
元气修复方案

1 点按大脚趾趾腹中央的脑垂体反射区。经常刺激该反射区，可提高人体运动、消化、呼吸、循环、泌尿和生殖、神经、内分泌、感觉和免疫这九大系统机能。

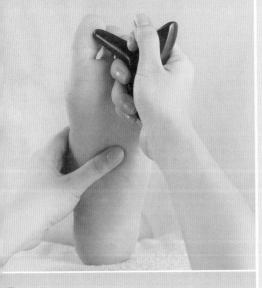

营养不良

营养不良通常是营养摄入不足，或者营养比例失衡引起的。如果为了减肥而节食，或者平时饮食结构不均衡，就很容易造成营养不良。营养不良的人，大多身形消瘦、面色苍白，还会有皮下脂肪消失、体弱乏力、萎靡不振等症状。

反射区列表

脑垂体、大脑、前额、胃、胰、十二指肠、脾、小肠、肝、胆、大肠。

2 沿趾端至趾根方向刮按大脑反射区。经常刺激大脑反射区，能有效调节血压，还可缓解头部不适。

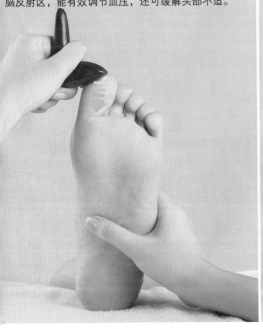

3 前额反射区位于双足各个脚趾的顶端。按摩时，按照同一方向刮按即可。

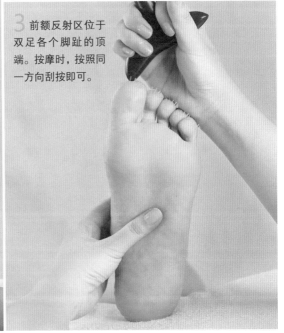

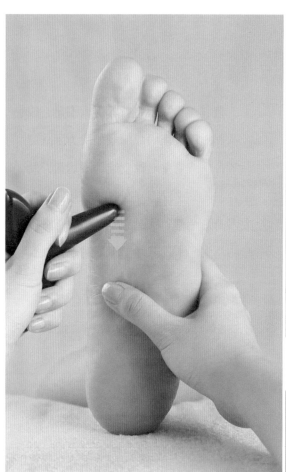

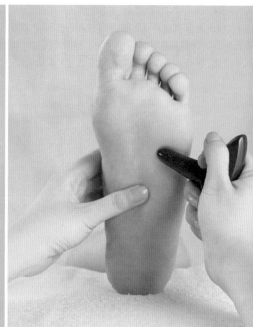

5 点按脾反射区，可增强身体对营养的运输、吸收功能。

4 自上而下依次刮按胃、胰、十二指肠这三个反射区。胃下垂患者宜从下至上刮按。

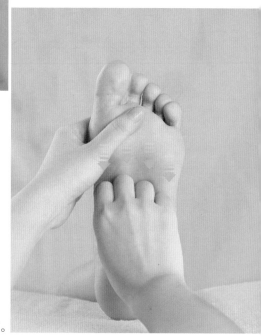

6 四指指关节沿脚趾至脚跟方向刮按小肠反射区。

复元力：
女性全生命周期元气修复方案

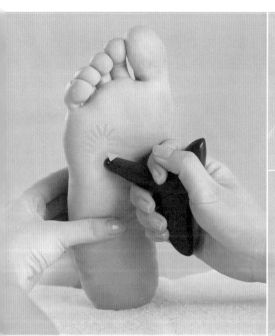

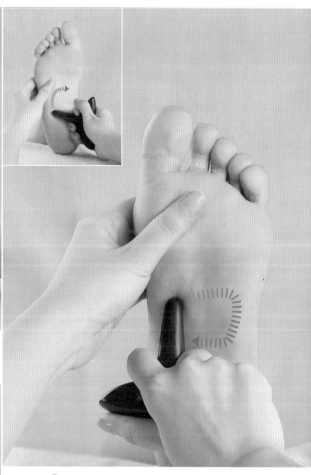

7 扶握住右脚脚掌，用砭石棒自下至上刮按肝反射区，刮按至胆反射区时，做点按刺激。

8 按照顺时针方向，依次推按位于左脚的横结肠、降结肠、乙状结肠、直肠反射区及位于右脚的升结肠、横结肠反射区。整个过程可促进大肠蠕动，有利于消化。

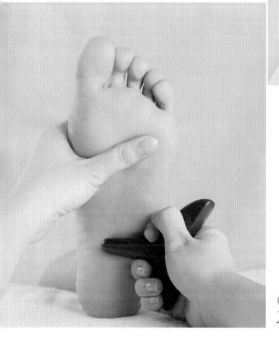

9 最后，点按位于左脚的肛门反射区，完成对整个大肠反射区的按摩。

Health Care 8
低血压

低血压的常见表现有四肢乏力、没有精神、头晕、心慌、注意力不集中、打瞌睡等。长期低血压，身体功能会受到影响，昏厥、跌倒、骨折的概率也会增加。

TIPS

1. 取桂枝、肉桂各30克，炙甘草15克，加适量水沸煮10分钟，温热泡脚15～20分钟。连续泡10天以后，低血压就会得到良好的改善。

2. 将右手心朝上，与心脏同高，用左手拇指、中指，捏住右手中指，从指根到指尖轻轻按摩，再以同样的方式做左手。女性先做右手再做左手，每只手做81下。男性要先做左手再做右手。长期坚持可以调节血压。

3. 耳朵上有两个升压点，一个位于耳垂顶端（见下图），另一个位于耳垂背面低端的下耳根处，按摩这两个地方可以提高血压。

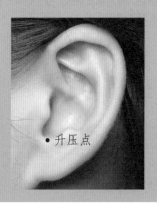

• 升压点

反射区列表

肾上腺、脑垂体。

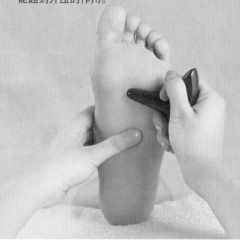

1 一手扶握住脚背，一手用砭石棒在肾上腺反射区做点按刺激。血压低的时候点按这里，能起到升压的作用。

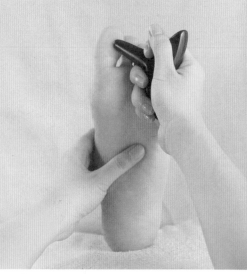

2 用砭石棒或者大拇指指甲点按大脚趾趾腹中央的脑垂体反射区，可以改善内分泌失调，对于调理低血压也有效果。

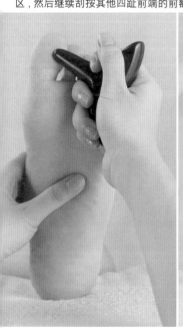

Health Care 9

头晕

头晕可以由多种原因引起，常见于贫血、高血压、发热性疾病、神经症等。另外很多人因为工作压力大、精神紧张也容易头晕。一般头晕症状表现为头脑昏沉、头胀、头重脚轻、眼花等。

反射区列表
前额、脑垂体、大脑、内耳迷路、耳、眼、胃、胰、十二指肠、小肠、脾、肝、胆、大肠。

1 一手握住脚部保持竖立，一手握住砭石棒，用砭石棒一角横向刮按大脚趾前端的前额反射区，然后继续刮按其他四趾前端的前额反射区。

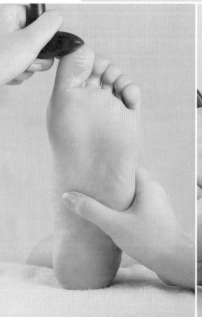

2 点按大脚趾趾腹中央的脑垂体反射区。

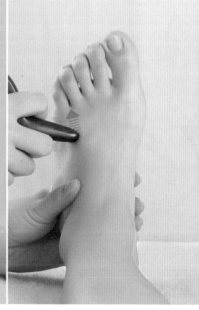

3 交换双手位置，一手扶握脚掌，一手用砭石棒从上往下刮按大脑反射区。刮按时，可稍微用力。

4 沿着脚掌到脚趾方向，稳步推按内耳迷路反射区，有助于调理头晕、晕车、晕船、美尼尔综合征等。

5 推按完内耳迷路反射区，还要由内向外推按耳反射区，它就位于四趾、五趾的根部。

6 保持与耳反射区的相同手法，由内向外推按二趾、三趾根部的眼反射区。注意，眼部有出血症状时，禁做此反射区。

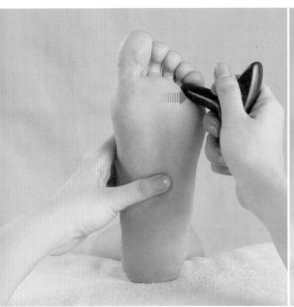
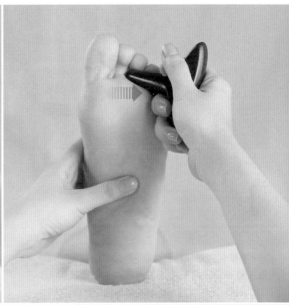

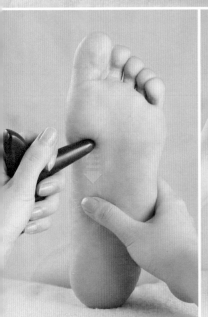
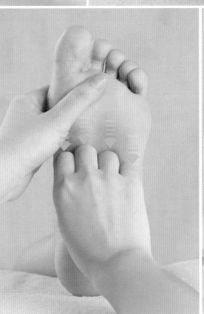
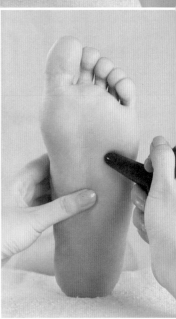

7 将砭石棒下移，从上向下依次刮按胃、胰、十二指肠反射区。

8 放下砭石棒，用四指指关节从上向下刮按小肠反射区。要注意用力均匀，这种手法比工具刮压更加到位。

9 一手扶握住左脚，一手顺势拿起砭石棒，点按脾反射区。

复元力：
女性全生命周期元气修复方案

10 先从下向上刮按肝反射区（右足底），刮按至胆反射区时，做点按刺激。

11 按照顺时针方向，依次推按位于左脚的横结肠、降结肠、乙状结肠、直肠反射区以及位于右脚的升结肠、横结肠反射区。这几个反射区共同组成大肠反射区。

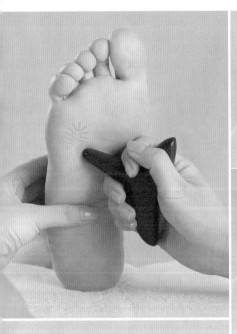

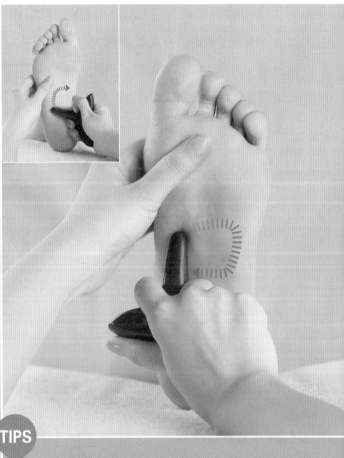

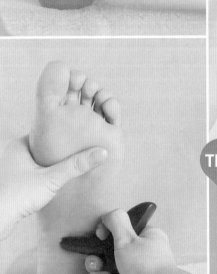

12 最后，点按位于左脚的肛门反射区，结束整个大肠反射区的按摩。

TIPS

1.高血压造成的头晕，可以用左手大拇指和中指轻抚右手的中指两侧，从指尖到指根，先做右手81下，再做左手81下，再回到右手81下。男性用此法调节头晕时，要先做左手再做右手。

2.精神紧张造成的头晕可以用大拇指按揉5个穴位：在风府穴顺转9圈、左承灵穴顺转27圈、神庭穴逆转12圈、百会穴顺转45圈、右承灵穴逆转24圈，这几个穴位的前后顺序不能变，最后用十指指肚敲打整个头部2分钟。

Health Care 10

贫血

女孩子普遍患有贫血，平时会出现头晕、失眠、记忆力减退、消化不良、乏力、气促、心悸等症状，严重时会影响正常的生活和学习。

反射区列表

肝、胆、脾、心脏、肺、脑垂体、甲状腺。

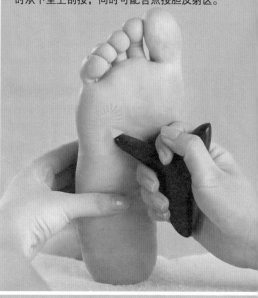

1 肝反射区位于右脚掌第四、五跖骨之间。按摩时从下至上刮按，同时可配合点按胆反射区。

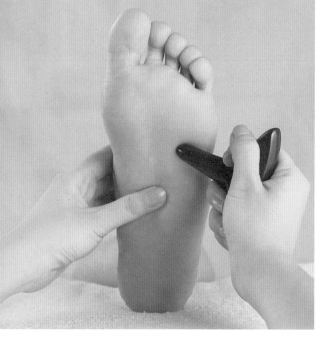

2 一手扶住脚掌做支撑，一手按摩脾反射区。

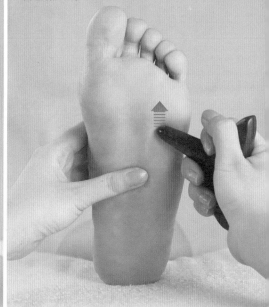

3 沿足跟至足趾方向推按心脏反射区（左足底）。按摩时，力度应由轻到重，根据被按摩者可接受程度逐渐加强。

4 横向全面刮按肺反射区。经常刺激该反射区，可促进气血循环。

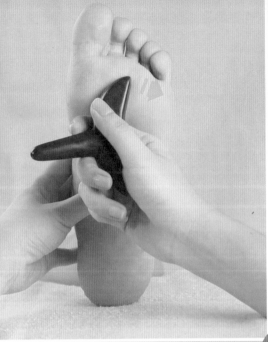

5 点按大脚趾趾腹中央的脑垂体反射区。刺激这里可调理全身九大系统机能。

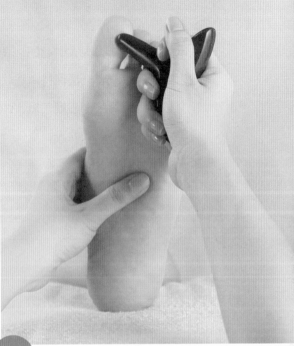

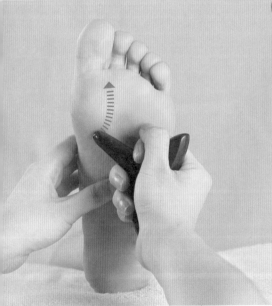

TIPS

1. 取党参60克，制附片、吴茱萸各30克，加适量的水，沸煮15分钟。将药渣滤出保存，可重复利用。用药汁泡脚15～20分钟，每天泡2次，2天换一次药。

2. 患者宜每天自行刺激大腿上脾经的血海穴。

3. 多吃生血养血的食物，如花生红衣、红枣、桂圆、芝麻、黑木耳、红糖等。

6 沿图示方向推按甲状腺反射区。推按时，若按摩者触摸到肉疙瘩等阳性物，要坚持按揉，直至将其揉开。若在反射区直上三分之一处推按到硬物属正常现象。

Health Care 11

失眠

　　失眠大多数是压力太大引起的，具体表现为无法入睡或者无法保持睡眠状态，还会出现头晕目眩、心慌气短、体倦乏力等症状。长期失眠的人，不仅会神经紧张，还会郁闷、精神不振。

反射区列表

失眠点、失眠腺（小趾根部）、前额、脑垂体、小脑脑干、心脏。

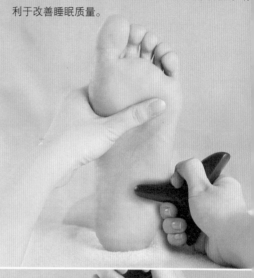

1 失眠点，又叫安眠特效点，位于足跟前部正中偏内侧。找准失眠点后，用砭石棒做点按刺激，点按力度与时间可根据失眠程度而定。长期刺激失眠点，有利于改善睡眠质量。

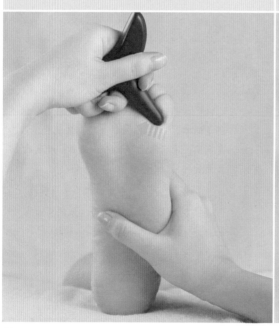

2 失眠腺是脚上的另外一个安眠特效点，它位于小脚趾根部的横纹处。按摩时，用砭石棒顶住脚趾根部的一端，按图示方向刮按。

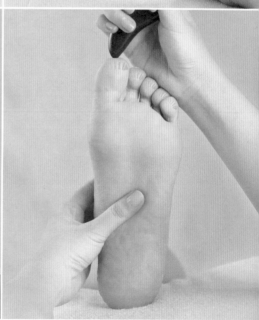

3 依照同一方向横向刮按大脚趾前端的前额反射区，再依次刮按其他四趾前端的前额反射区。

4 脑垂体反射区位于大脚趾趾腹。按摩时，先点按此反射区，然后从上往下刮按大脑反射区。

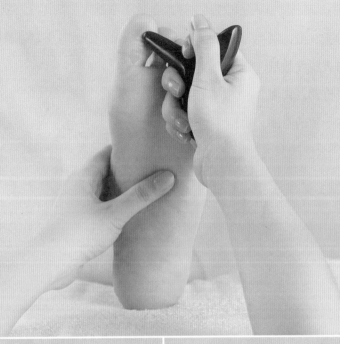

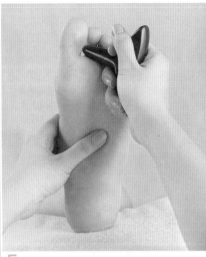

5 按同一方向刮压或点按大脚趾趾腹外侧的小脑脑干反射区，可增强脑部供血。

TIPS

1. 取枣仁、柏仁、磁石各30克，当归、知母各20克，朱砂10克，加入适量的水，煮沸15分钟，温热后泡脚半小时，两天换一次药，10次一个疗程。

2. 取吴茱萸50克，凉水浸泡20～30分钟，煮开后放温泡脚，每次泡20～30分钟，每剂可用3～5天。泡脚时，水温控制在45℃以下，以免因水温过高，加速血液循环而引起失眠。

3. 吴茱萸研末与醋混合，敷脚心。

4. 用手的中指点按两眉中间的印堂穴，1分钟即可。

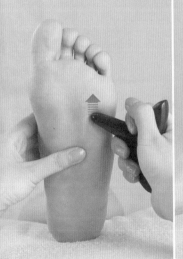

6 血液循环系统重在心脏。按摩时，从下往上推按左足底的心脏反射区。

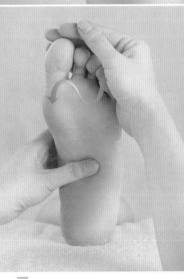

7 最后将五个脚趾攒在手中团揉，再次刺激前额反射区。

Health Care 12
脱发

　　正常人平均每天脱发约 50 根，属于正常的新陈代谢。如果每天脱发数量超过了 50 根，就是病理性脱发，其中比较常见的是皮脂溢出过多导致的脂溢性脱发，会伴有头屑增多、头皮油腻、痛痒明显的症状。

反射区列表
头发、肾、肝。

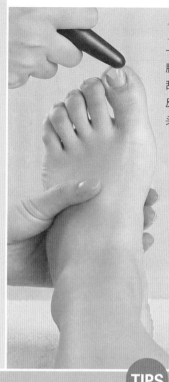

1 一手扶握住脚掌，一手用砭石棒沿着大脚趾趾甲前端，轻缓刮按位于大脚趾前额反射区贴近趾甲处的头发反射区。

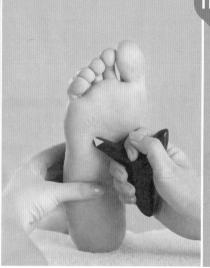

TIPS

　　每天坚持梳理头发。使用塑料梳梳理头发时会产生对头发造成伤害的静电，所以梳头发时不宜使用塑料梳，可用砭石梳、牛角梳、木梳等。

2 肾反射区位于足底第三跖骨中下部，并可延伸到第二、三跖骨中缝处，呈半圆形。按摩时，从上往下刮按即可。

3 肝、胆反射区通常需要一起调理。操作时先自下至上刮按肝反射区（右足底），刮按至胆反射区（右足底）时，做点按刺激。

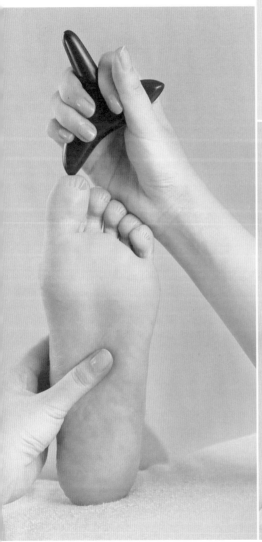

反射区列表

前额、脑垂体、大脑、小脑脑干、肺、肾、肝、胆。

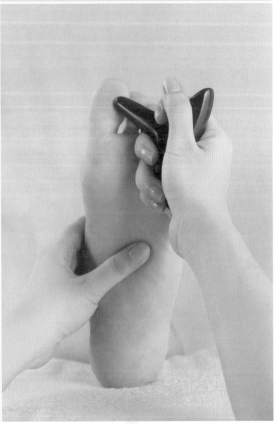

Health Care 13

神经性头痛

神经性头痛，一般是神经衰弱、疲劳、内分泌失调引起的，一般发作的时候患者会感觉到头部闷痛，有压迫感和沉重感。

1 前额反射区是缓解头、面部不适的必要区域。按摩时，按照同一方向横向刮按大脚趾前端的前额反射区，接着横向刮按其他四趾前端的前额反射区。

2 点按大脚趾趾腹中央的脑垂体反射区，可有效改善睡眠质量。

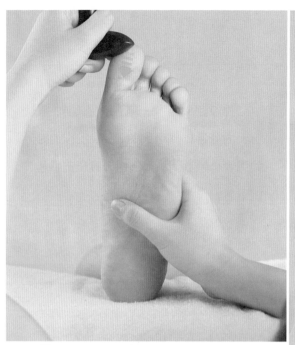

3 从上至下刮按大脑反射区。刮按时，可稍微
用力。重复数次，可有效改善头部不适。

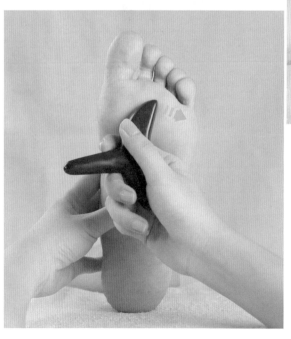

4 按照同一方向刮压或点按大脚趾趾腹外侧
的小脑脑干反射区，可增强脑部供血。

5 将砭石棒向下移至肺反射区，由内向外
平缓刮按这里。

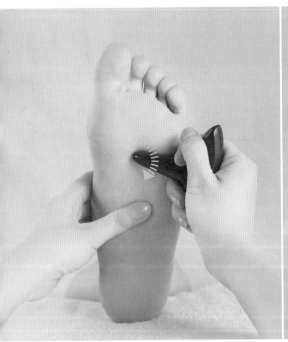

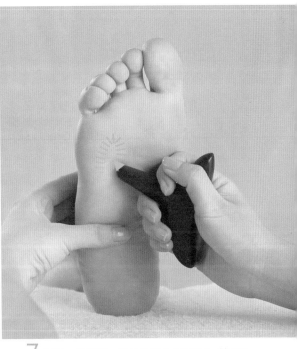

6 把砭石棒平移到脚心中央，找到位于脚掌"人"字形交叉下凹陷处的肾反射区，从上向下呈半圆形刮按。

7 最后，按摩肝、胆反射区（右足底）。按照从下至上的顺序，先呈半圆形刮按肝反射区，然后将砭石棒推到胆反射区，匀力点按胆反射区。

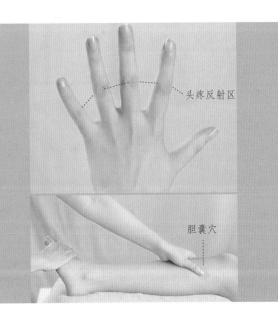

头疼反射区

胆囊穴

1. 如头痛发作急，也可通过点按手部头疼反射区（见右上图）缓解。如感觉前额痛，点按食指近掌指指关节桡侧；若头顶痛，点按中指近侧指间关节桡侧；若偏头痛，点按无名指近侧指间关节尺侧；若后头痛，点按小指近侧指间关节尺侧。调理具体病症时依据左病右治的原则。若无法判定头痛的具体位置，也可用点按四指指间关节的方法来调理。

2. 偏头痛患者，可对小腿外侧的胆囊穴（见右下图）进行点按。

Health
Care 14
眼部不适

　　眼部不适，多由用眼过度、保养不够引起，一般表现为眼睛酸涩、疲劳、发红等。

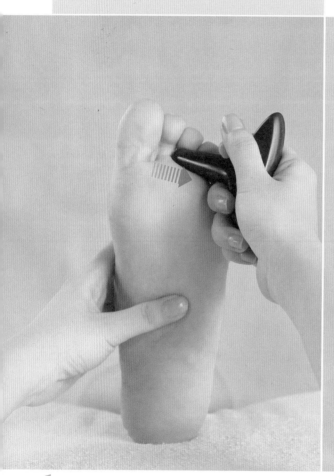

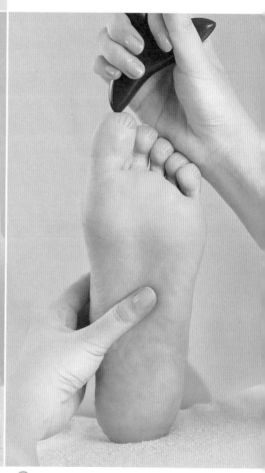

1 由内向外推按位于二、三趾根部的眼反射区。眼部有出血症状时，不宜刺激眼反射区，以免加重出血症状。

2 横向刮按大脚趾上端的前额反射区，再继续同向刮按位于其他四趾顶端的前额反射区。

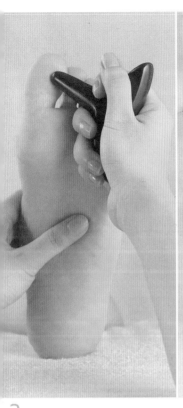 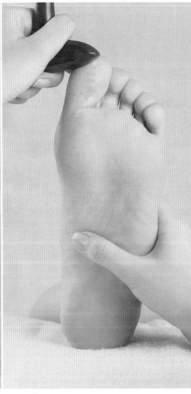 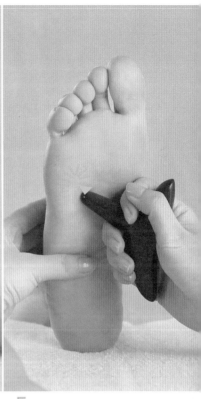

3 用力点按脑垂体反射区。操作时可能会感觉疼痛，此为正常现象，请尽量忍受。

4 按图示方向刮按大脑反射区。刮按时，力度可略微加大。

5 肝、胆反射区位于右足足底。按摩时，按照从下至上的顺序，先呈半圆形刮按肝反射区，然后匀力点按胆反射区。

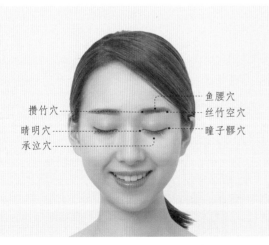

攒竹穴——
晴明穴——
承泣穴——

——鱼腰穴
——丝竹空穴
——瞳子髎穴

TIPS

眼部不适者，可经常点揉眼周的攒竹穴、鱼腰穴、丝竹空穴、晴明穴、瞳子髎穴、承泣穴（见左图）。如担心找不准穴位，可做一做我们都熟悉的眼保健操，效果也很明显。

Health Care 15

鼻炎

　　鼻炎是一种影响美观又令人苦不堪言的疾病。得了鼻炎的人会经常流鼻涕，说话带着"齉齉"的鼻音，有的会鼻子不通气，频繁打喷嚏，鼻内干燥、灼热或发痒，严重时还会嗅觉减退、睡觉打呼噜、倦怠、发热、头痛等。

反射区列表

鼻、肺、气管、支气管、肾上腺、脾、上颌及下颌、扁桃体、上身淋巴。

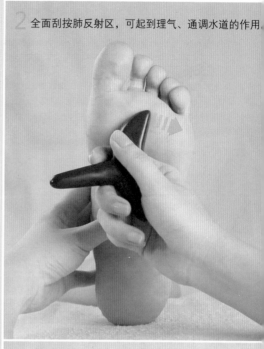

2 全面刮按肺反射区，可起到理气、通调水道的作用。

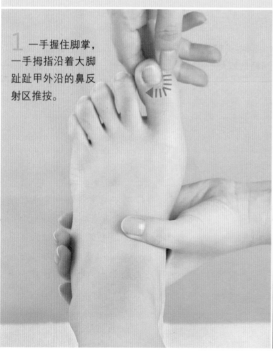

1 一手握住脚掌，一手拇指沿着大脚趾趾甲外沿的鼻反射区推按。

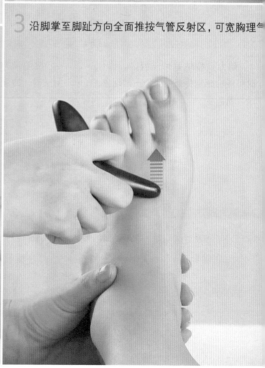

3 沿脚掌至脚趾方向全面推按气管反射区，可宽胸理气

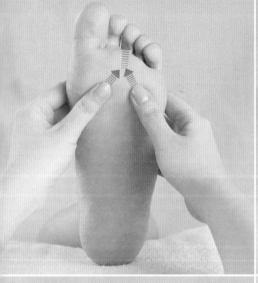

4 双手拇指分别按住肺反射区的起点与终点，同时相对推按至第三足趾下方，再向上推按支气管反射区。经常刺激此反射区，有助于强化肺部功能。

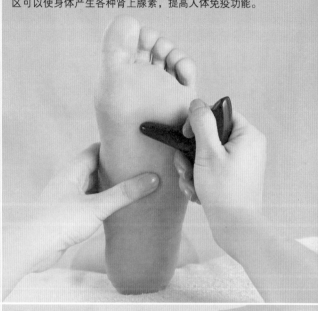

5 顺势拿起砭石棒点按肾上腺反射区。刺激肾上腺反射区可以使身体产生各种肾上腺素，提高人体免疫功能。

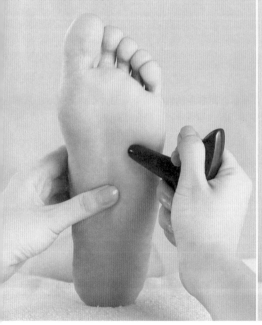

6 将砭石棒移至脾反射区（左足底），做点按刺激，可增强身体的免疫力。

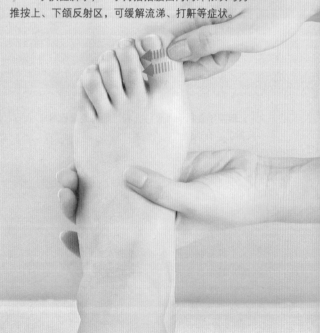

7 一手扶握脚掌，一手拇指指腹由内向外依次匀力推按上、下颌反射区，可缓解流涕、打鼾等症状。

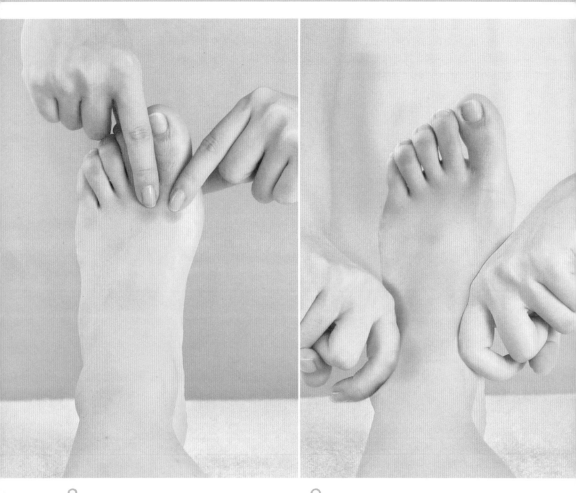

8 用两手食指同时点按大脚趾根部的扁桃腺反射区，有消炎止痛的作用。

9 最后，用右手的食指指关节匀力点按上身淋巴反射区上身淋巴即上腹部淋巴，包含肚脐以上、胸部以下的区域。

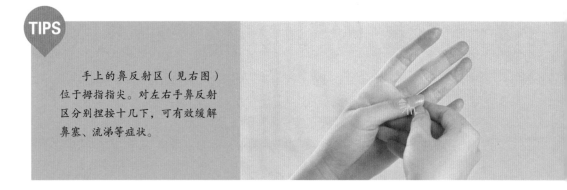

TIPS

手上的鼻反射区（见右图）位于拇指指尖。对左右手鼻反射区分别捏按十几下，可有效缓解鼻塞、流涕等症状。

Health Care 16

咽炎

反射区列表

气管、食道、咽喉、胸淋巴、肺、肾上腺、脾、前额、脑垂体、大脑、小脑脑干、降压感应点/线。

　　咽炎分急性咽炎和慢性咽炎，急性咽炎治疗不彻底，往往会发展成慢性咽炎。饮食辛辣、抽烟、长期用嗓过度、上呼吸道感染都可能引发咽炎，发作时咽部干燥、灼热、疼痛、有异物感、声音嘶哑，可伴有全身不适、关节酸痛、头痛、发热、食欲不振等症状。

1 沿脚掌面至趾缝方向推按气管、食道、咽喉、胸淋巴反射区。

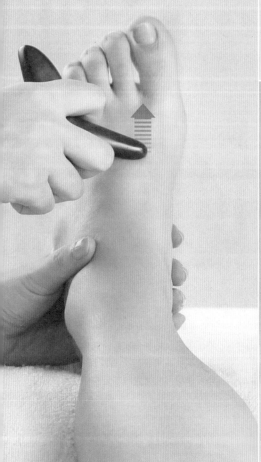

2 由内往外全面刮按肺反射区。如果肺部有不适，刮按时会有沙砾感。

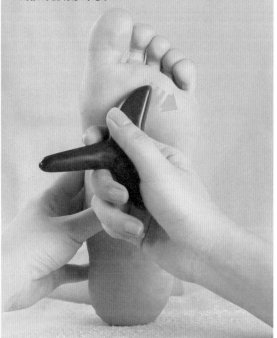

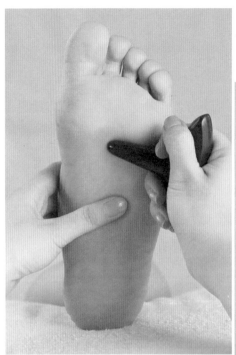

3 点按肾上腺反射区，可加快新陈代谢速率，消炎润燥。

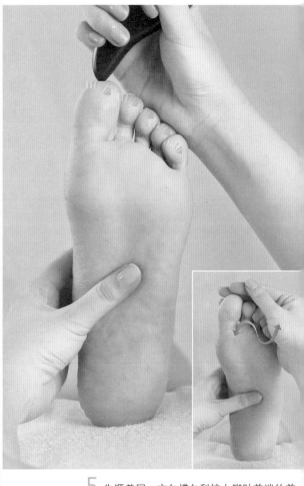

5 先顺着同一方向横向刮按大脚趾前端的前额反射区，接着依次刮按其他四趾前端的前额反射区，或者把五个脚趾攒在手中不停团揉，也可简单而又完整地刺激前额反射区。

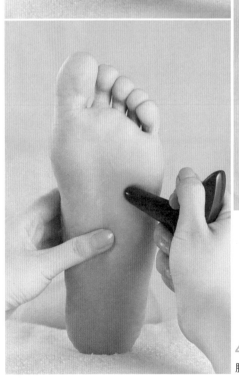

4 点按脾反射区（左足底）。长期按摩脾反射区可提高人体免疫力。

复元力：
女性全生命周期元气修复方案

6 保持手位不变，用力点按大脚趾趾腹中央的脑垂体反射区。按摩此处，能加强疏泄、增强免疫力。

7 从上至下刮按大脑反射区，刮按时，若未发现异常状况，可逐渐加大力度，并适度增加刮按次数。

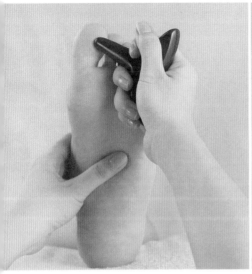

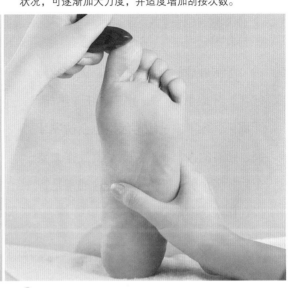

8 小脑脑干反射区位于大脚趾趾腹外侧，按摩时，要从上向下刮按。

9 最后，由上至下刮按与双足大脚趾根部第二条横线中点处垂直交叉的脚底降压线。

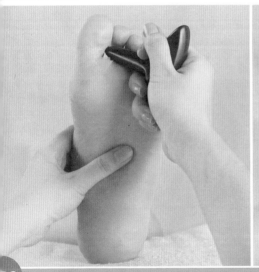

TIPS

将乌梅用潮湿毛巾包裹24小时，待肉核脱离时，将乌梅肉用蜂蜜浸泡，7天后，每天含一粒，也可不定时含服。乌梅有敛肺、生津的效果，多用于肺虚久咳。

Health Care 17

牙龈肿痛

　　牙龈肿痛的原因很复杂，大多数是蛀牙、牙龈细菌感染引起的红肿热痛。牙周炎、牙本质过敏等因素也会诱发牙痛，还有的人一到春夏季节就发作，整个后牙床都肿得非常厉害，这通常是智齿在作祟。

反射区列表

三叉神经、肾上腺、脾。

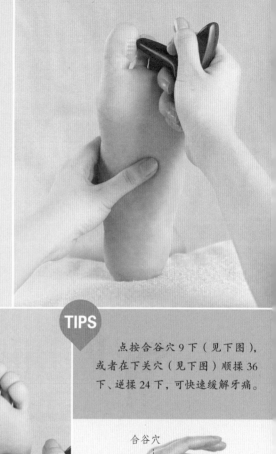

1 从上向下刮按大脚趾趾腹外侧的三叉神经反射区。

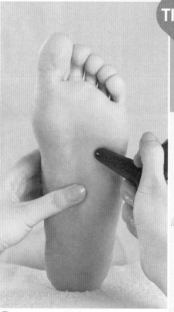

2 点按肾上腺反射区，以助于消炎止痛。

3 按揉脾反射区（左足底），以增强免疫力。

TIPS

　　点按合谷穴 9 下（见下图），或者在下关穴（见下图）顺揉 36 下、逆揉 24 下，可快速缓解牙痛。

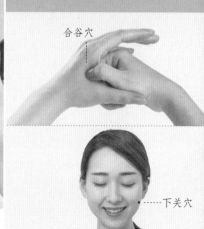

合谷穴

下关穴

Health Care 18

含胸驼背

1. 如果脊柱没有变形，每天扩胸 5 分钟可以缓解脊柱不适。

2. 如果两肩不一样高，表明脊柱已经变形，这种情况就要做整脊按摩。按摩时，先从背部开始，用适中的力度一节一节地放松脊柱。松完以后，在身体下面垫一个支撑物，把双肩轻轻往后掰，让胸部挺起来，肩往后展，这一步的目的是查看脊背弯曲程度，以便集中调整。接着顺着关节生长的方向把凸出来的关节慢慢推进去，力度不要太大，并且每次推的时候配合梳理动作，让患者的神经系统和供血不受影响。这样做几次，两肩就一样高了，背也直了。

注意：调整关节要找经过专业训练的人来做，否则可能矫枉过正，导致不良后果。

含胸驼背通常是长期的不良生活习惯造成的。它不仅是骨关节发生变化，还跟韧带松弛、肌肉紧张有关。中医说肝主筋、脾主肉，在调理时，肝、脾乃至肺、肾反射区要进行全方位的呵护。

反射区列表

肺、肾、肝、脾。

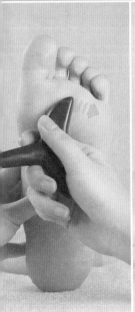

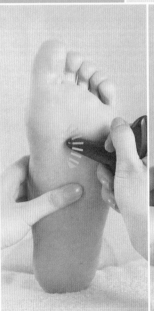

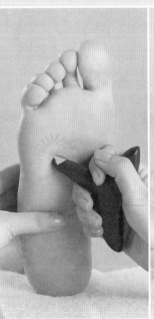

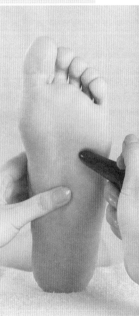

1 一手扶握脚掌，一手持砭石棒由内而外全面刮按肺反射区。

2 从上向下呈半圆形刮按位于脚心中央的肾反射区。

3 用砭石棒从下往上刮按右足底的肝反射区。

4 点按脾反射区（左足底）。经常按摩此处，对肌无力调理效果明显。

Health Care 19

颈椎病

人的颈椎常年露在外面，寒气很容易窜进去，再加上电脑、手机的频繁使用，脖子长期保持一个姿势不动，很容易变得僵硬，有时候扭脖子还会"嘎巴，嘎巴"响。时间久了，颈椎就出现问题了，既不舒服，也影响美观。

反射区列表

颈项、脊柱、斜方肌、肾、肝、胆、脾。

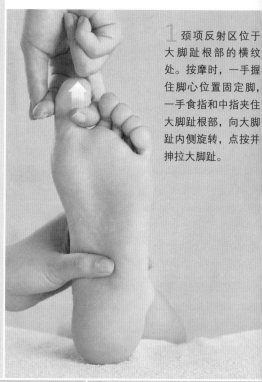

1 颈项反射区位于大脚趾根部的横纹处。按摩时，一手握住脚心位置固定脚，一手食指和中指夹住大脚趾根部，向大脚趾内侧旋转，点按并抻拉大脚趾。

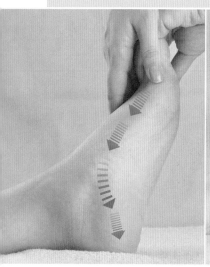

2 一只手扶握住足趾部分保持不动，另一只手的拇指沿图示方向推按包括胸椎、腰椎、骶骨、尾骨在内的脊柱反射区。

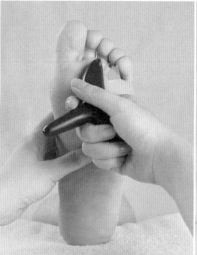

3 换至斜方肌反射区，由内往外做全面刮按。

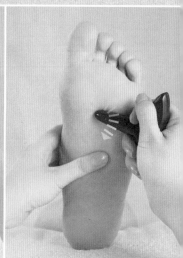

4 刮按肾反射区，力度以被按摩者能承受为宜。

复元力：
女性全生命周期元气修复方案

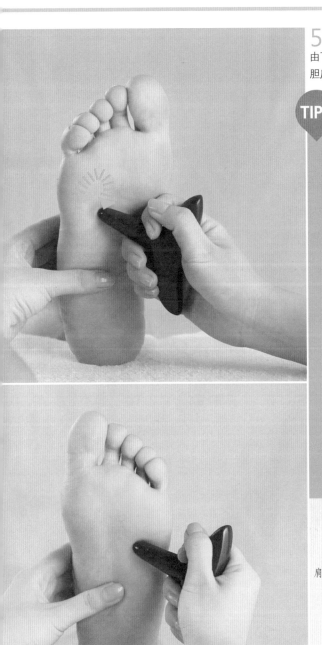

5 右足底的肝、胆反射区通常要一起做。由下至上呈半圆形刮按肝反射区后，再点按胆反射区。

TIPS

1. 一般有颈椎病的人，在大椎穴附近会有一个硬疙瘩，摸着很凉，那就是瘀血。血液不流通，堵在这里，颈椎就会很疼。刮痧能够将淤积在颈部的血液疏通开，达到缓解颈椎病的目的。

刮痧的具体方法是：颈椎共有七节，在每节颈椎上找到痛点，再在痛点周围等距范围内上下左右找四个点。用大拇指按照上下左右的顺序按揉，顺转9圈，逆转6圈，最后在痛点做顺转36圈，逆转24圈。按照这种"顺九逆六"的方式，一节一节地按摩。然后，用刮板从颈椎的风府穴向下刮到大椎穴，再从两侧的风池穴刮到肩井穴（见下图）。

2. 上班特别疲惫时，晚上睡觉容易落枕。此时，可以用右手的食指和中指，夹住左手的大拇指，在抻拉的状态下，顺时针绕动36圈来缓解落枕。

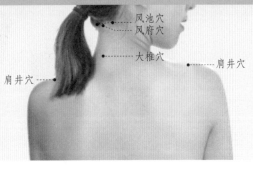

风池穴
风府穴
大椎穴
肩井穴
肩井穴

6 点按脾反射区（左足底）。经常按摩脾反射区，对消化不良、贫血、肌无力等调理效果明显。

Health Care 20

宫寒

　　女性宫寒会有多种不舒服的表现，比如经常腰膝酸软、气色差，黄褐斑、黑眼圈反复发作，痛经、头疼、拉肚子，等等。如果不注意防护，可能"因寒而滞，因滞而瘀"，引起月经紊乱等多种妇科疾病，甚至导致不孕症。

反射区列表

肝、胆、肾上腺、肺、心脏。

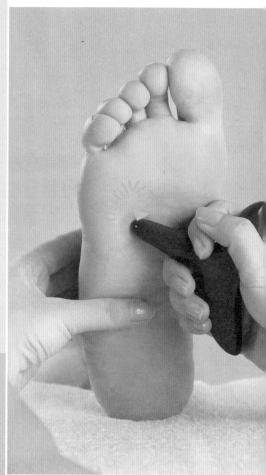

1 肝、胆反射区位于右足足底。按摩时，按照从下至上的顺序，先呈半圆形刮按肝反射区，然后将砭石棒推到胆反射区，匀力点按胆反射区。

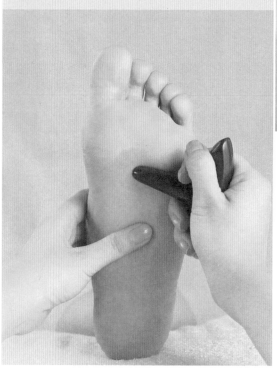

2 肾上腺反射区位于脚掌第一、二跖骨之间，点按刺激此反射区，可以调节激素水平，提高人体免疫力。

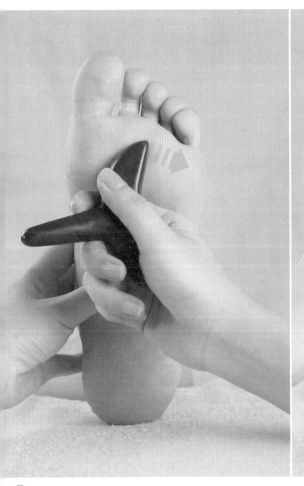

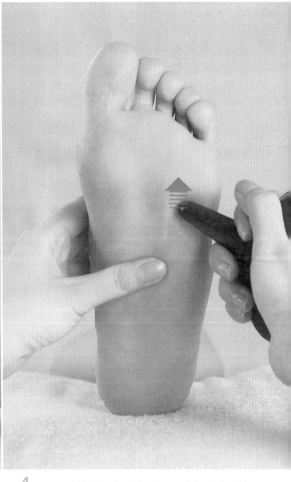

3 由内往外平缓刮按肺反射区，可促进气血循环。

4 由下至上推按心脏反射区（左足底），注意力度要根据被按摩者的心脏健康状况由轻到重。

1. 每天温灸关元穴、气海穴15～20分钟。建议用四眼长方形温灸盒，把第二个眼对准肚脐，下面两个眼对准的就是气海、关元。

2. 如果不习惯艾灸的气味，可以把加热后的砭石搁在气海、关元这两个穴位上。注意温度以不烫为宜，避免造成低温烫伤。

3. 把粗盐装在布袋里，放在微波炉里加热。在小腹上垫一层软布，用夹子将热盐包放在软布上，使子宫温暖起来。注意加热后的盐不要直接接触皮肤，以免烫伤。

Health Care 21

手脚冰凉

　　手脚冰凉大多数是气虚、血虚造成的血液循环不畅引起的。多数人容易在秋冬季节手脚冰凉，严重的则一年四季都是。手脚冰凉的人通常脚后跟摸上去有很多疙疙瘩瘩的东西，非常不通畅。

反射区列表

脑垂体、脾、肝、胆、肾上腺、肺、心脏。

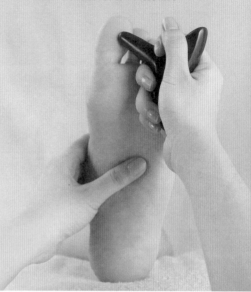

1 点按大脚趾趾腹中央的脑垂体反射区。刺激该反射区可调理全身九大系统机能。

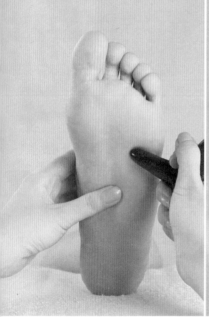

2 点按左足底的脾反射区，刺激脾的生血功能。

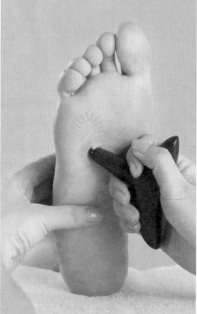

3 自下至上刮按肝反射区，刮按至胆反射区时，做点按刺激，这两个反射区都在右脚掌，一并调理效果更好。

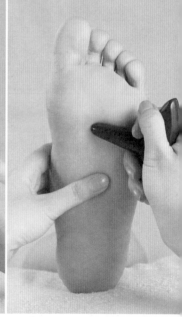

4 用砭石棒点按肾上腺反射区，可提高人体免疫功能。

5 将砭石棒移至脚掌前部，全面刮按肺反射区，可促进气血循环。

6 由下至上推按心脏反射区（左足底），力度应由轻到重，逐渐加强，并以被按摩者的接受程度为度。

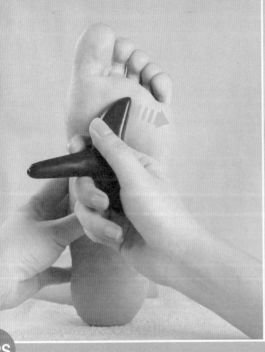

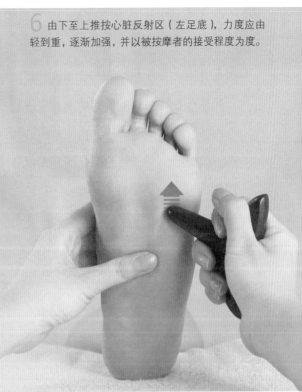

1.驱寒点驱寒法。请你的爱人或朋友站在对面，你两眼直视他，让他以你的双眼瞳孔为基点，在两点垂直向下的锁骨下缘找到按起来最痛的点，这里就是驱寒点（见右图），用手指按下去，然后问你：上臂热了吗？肘关节热了吗？下臂热了吗？等手指热了，再询问背部、腰部、臀部热了吗？大腿、膝盖、小腿、脚心热了吗？通过语言的引导，直到脚趾也发热为止。过几天再做一次，顶多做三次，你这一冬天都会过得很舒服。

你也可以自己按住驱寒点不动，心里想着"现在有一股暖流正从此处涌出，沿手臂、腰、臀、腿……一直到手指、脚趾都暖融融的。"

2.取威灵仙50克，甘草、松针各60克。加适量水煮沸10分钟，每天晚上泡两次脚，泡到微微出汗即可，10次为一个疗程。

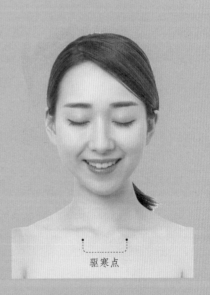

驱寒点

Health Care 22

经前综合征

不少女性一到来例假的前几天，就会抑郁，或者乱发脾气，这就是所谓的经前综合征。调节经前综合征，不仅要调理内分泌，还要注意不要老想着它，尽量减少不良情绪带来的负能量。

反射区列表

脑垂体、甲状腺。

1 经常用砭石棒点按刺激脑垂体反射区，可调理内分泌失调，或者用指甲竖着掐按此处，效果也不错。

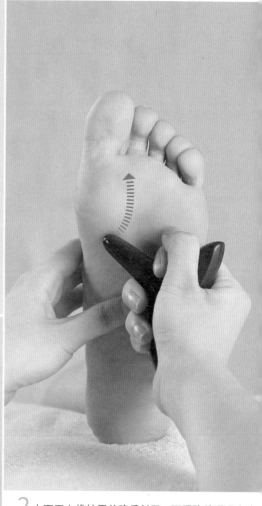

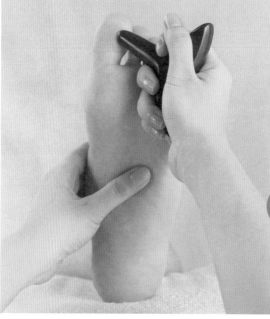

2 由下至上推按甲状腺反射区，可预防并调理内分泌失调所引起的抑郁、精神恍惚、心慌失眠等症状。推按时，如果感觉到肿块等阳性物就坚持按揉，直到揉开。

TIPS

经前综合征一般与宫寒脱不了干系。为了消除长期困扰自己的经前综合征，我们还要经常运用调理宫寒的方法来调理自己的身体，方法参照本书第82页。

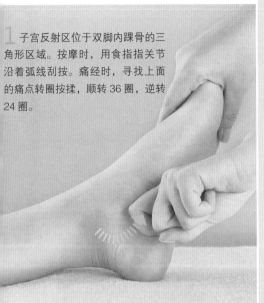

1 子宫反射区位于双脚内踝骨的三角形区域。按摩时，用食指指关节沿着弧线刮按。痛经时，寻找上面的痛点转圈按揉，顺转 36 圈，逆转 24 圈。

Health Care 23
月经不调、痛经

月经不调是一种常见的妇科病，表现为月经周期紊乱或出血量异常，或是月经前、经期时腹痛。

反射区列表

子宫、卵巢、输卵管、下腹部、肾上腺、脾、肝、脑垂体、甲状腺。

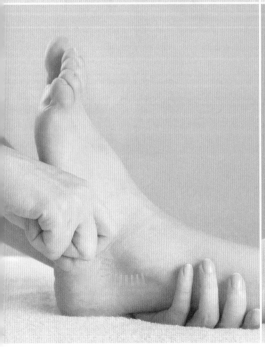

2 卵巢反射区位于足外侧踝骨下的三角形区域。按摩时，同样用食指刮按此处。痛经时，寻找上面的痛点转圈按揉，顺转 36 圈，逆转 24 圈。

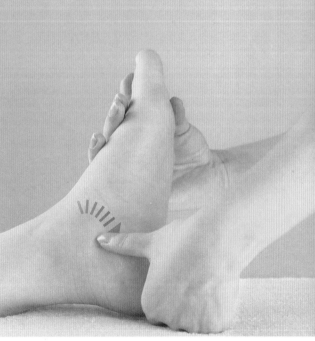

3 用拇指沿着从卵巢到子宫的连线，推按输卵管反射区。痛经时，寻找上面的痛点转圈按揉，顺转 36 圈，逆转 24 圈。

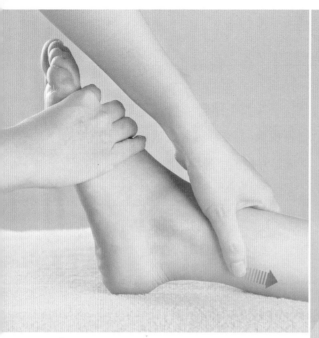

4 下腹部反射区位于小腿外侧，按摩时沿足跟至小腿方向，推按即可。

5 随后，点按肾上腺反射区。刺激肾上腺反射区可使身体产生各种肾上腺素，进而产生多种歧化酶，提高人体免疫功能。

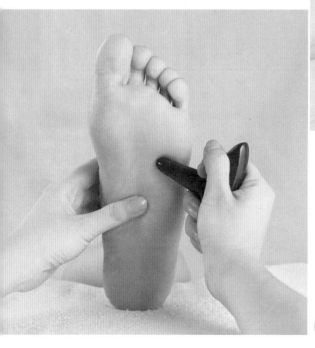

6 点按脾反射区（左足底），可增强身体免疫力。

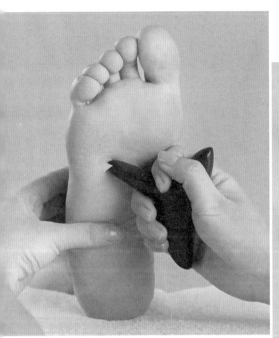

8 脑垂体是全身九大系统司令官，用砭石棒用力点按脑垂体反射区，能缓解痛经等生殖系统不适。

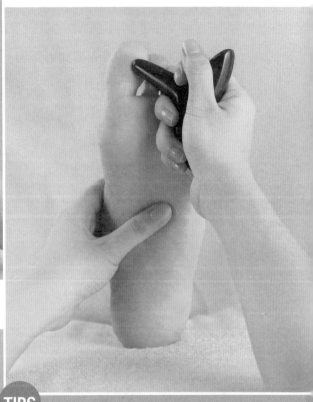

7 肝反射区位于右脚掌第四、五跖骨之间，按摩时，从下往上刮按即可。

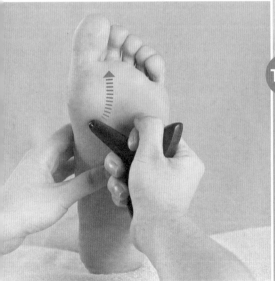

TIPS

1. 子宫肌瘤伴有出血过多症状时，不宜做足部按摩。另外，行经期间也不宜做足底按摩，否则会使经血量增多。

2. 月经期间，血量少，血色发黑，在未患有子宫肌瘤的情况下，可轻做。

3. 按摩腹股沟反射区时有不同的阳性物出现，或按揉足跟卵巢反射区有搓板状触感时，说明有妇科疾病或存在患病隐患。

9 沿图示方向推按甲状腺反射区。推按时，若按摩者触摸到肉疙瘩等阳性物，要坚持按揉，直到将其揉开。若在反射区直上三分之一处推按到硬物属正常现象。

Health Care 24

闭经

闭经是指女性从青春期到更年期间，排除怀孕因素出现的月经停止。中医认为闭经分为虚实两种：虚证是肝肾不足，经血两亏，气滞血瘀，寒湿凝滞引起的，主要表现为下腹部胀痛、腰背酸胀；实证是气滞血瘀，痰湿阻滞引起的，主要表现为经血不下。

反射区列表

肝、肺、脾、脑垂体、子宫、卵巢、腹腔神经丛。

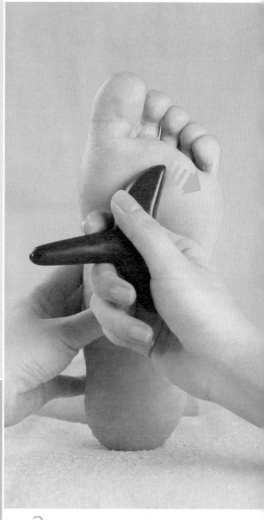

2 由内而外平缓刮按肺部反射区，可促进气血循环

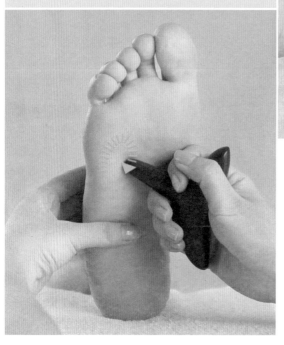

1 一手扶住脚掌，一手握住砭石棒，从下向上刮按位于右足足底的肝反射区。

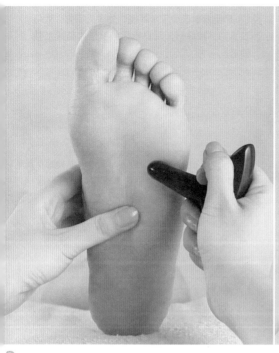

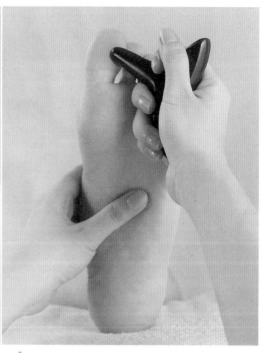

3 脾反射区位于左足中部第四趾后方，按摩时点按即可。

4 用砭石棒点按或者用指甲竖着掐按脑垂体反射区，可以调理全身九大系统。

5 顺势放下砭石棒，用食指指关节沿弧线刮按位于足内侧的子宫反射区。按摩此反射区，对妇科疾病的调理和保健作用明显。

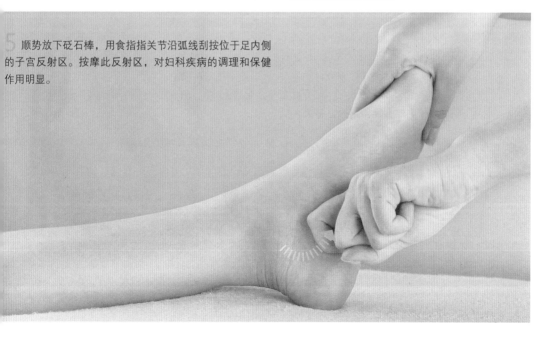

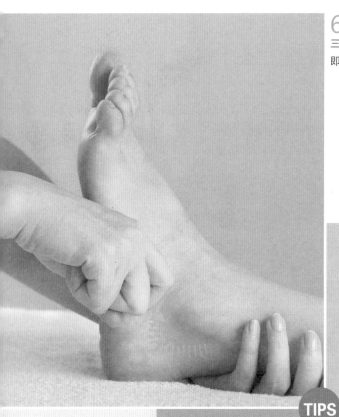

6 卵巢反射区位于足外侧、外踝后下方，近似三角形。按摩时，用食指指关节沿着弧线刮按即可。

7 用双手拇指自下而上沿腹腔神经丛反射区外缘推按。如果恰逢被按摩者经期腹痛，可适当增加按摩次数。

血海穴

三阴交穴

TIPS

1. 按摩完足部反射区后，还要按摩血海穴和三阴交穴（见左图）。先用拇指指腹按揉血海穴，每天按揉2～3次，每次3～5分钟，以被按摩部位感到酸胀为度。然后按揉三阴交穴，或者用经络锤敲打这里10分钟以上。

2. 除了按摩反射区和穴位，还需要服用云南白药胶囊，每天3次，一次2粒，黄酒送服。

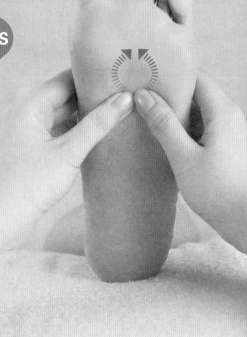

Health Care 25

白带异常

反射区列表

子宫、卵巢、输卵管。

白带是女性阴道分泌物，在正常情况下为少许白色液状分泌物。如果分泌量增多，绵绵不断，或性状异常，像鼻涕、唾沫，或颜色不正常，呈黄色、青色、黑色，或有恶臭味，则称为白带异常。这通常是由于脾肾虚弱、湿毒下注引起的。

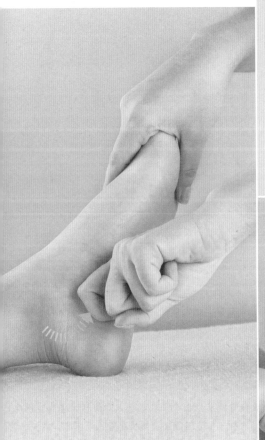

1 用食指指关节沿着弧线刮按足内侧的子宫反射区，对妇科疾病的调理和保健作用明显。

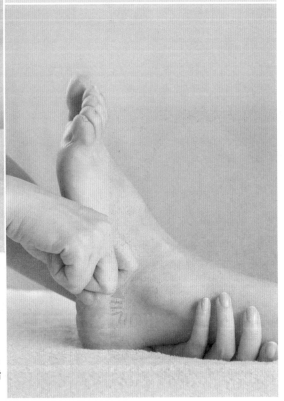

2 卵巢反射区位于足外侧、外踝后下方，此处反射区近似三角形，按摩时，用食指指关节沿着弧线刮按。

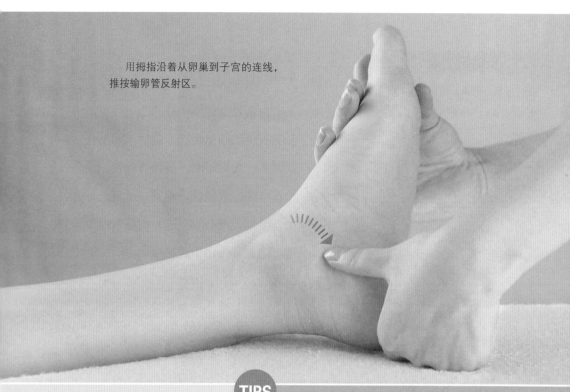

用拇指沿着从卵巢到子宫的连线，
推按输卵管反射区。

TIPS

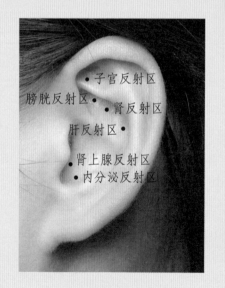

• 子宫反射区
膀胱反射区 •
• 肾反射区
肝反射区 •
• 肾上腺反射区
• 内分泌反射区

1. 在耳朵上的子宫、内分泌、肝、肾、膀胱、肾上腺反射区（见左图），任取3～5个按起来比较痛或是有肿块的地方，贴上耳豆，并每天捏一捏。如果白带量多，色、质异常，有臭味，要用力刺激。每次取一侧耳朵，两耳交替贴，或者取双侧耳穴，7天以后休息3～5天再贴。

2. 如果白带增多，色白呈乳块状或豆渣样，伴有外阴瘙痒，尿频、尿急；或是阴道分泌物呈灰黄色泡沫状，有臭味，或有脓性液体且伴有阴部瘙痒，灼热，疼痛等，可能是得了阴道炎。可以取乌梅、五倍子、蛇床子、苦参、白鲜皮、地肤子各30克，加水煎煮，去渣，熏洗外阴，等温度降至适宜时坐浴，浸泡外阴及阴道20分钟。也可将水温适宜的中药液吸进冲洗器冲洗阴道，使分泌物排出体外。以上方法每天一次，经期禁用。

Health Care 26
巧克力囊肿

反射区列表

脑垂体、肾上腺、卵巢、输卵管、子宫、心脏、肝、胆、肺、脾、肾。

巧克力囊肿病发在卵巢，实际上是子宫内膜异位造成的。随着病程越来越长，囊肿里的积血越来越多，囊肿体积不断增大，此时，囊肿可能会因为性生活粗暴而破裂，甚至可能自行破裂。常见症状有盆腔疼痛、月经异常、不孕等。

1 一手扶住脚掌，一手把砭石棒放在大脚趾趾腹中央，点按脑垂体反射区，也可以用指甲竖着掐按此处，可调节全身九大系统功能。

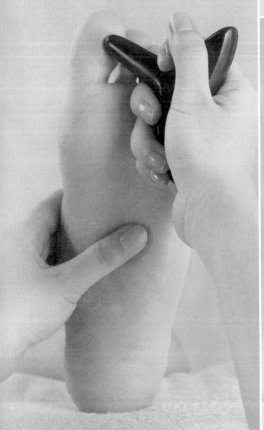

2 用砭石棒点按刺激肾上腺反射区，可以调节激素水平，提高人体免疫力。

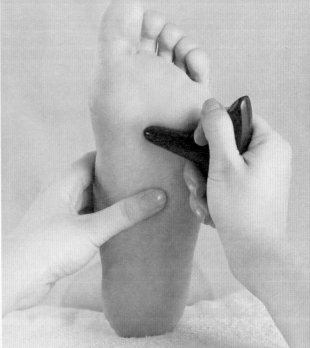

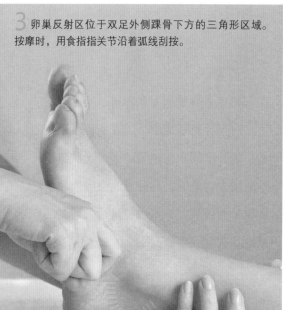

3 卵巢反射区位于双足外侧踝骨下方的三角形区域。按摩时，用食指指关节沿着弧线刮按。

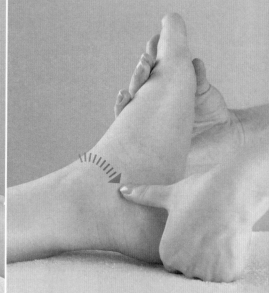

4 输卵管反射区位于卵巢反射区和子宫反射区之间。按摩时，一手扶住足趾，一手拇指指腹按照图示方向推按即可。

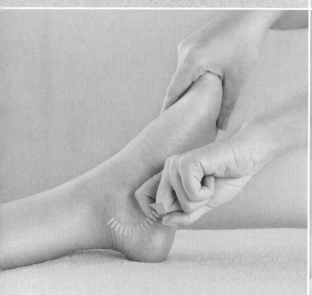

5 食指指关节桡侧刮按位于内侧踝骨附近的子宫反射区。按摩此处对子宫内膜炎、子宫肌瘤及其他妇科疾病的调理和保健作用明显。

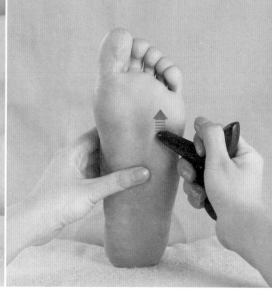

6 从下往上推按心脏反射区（左足底），力度应由轻到重，视被按摩者可接受程度逐渐加强。

7 肝、胆反射区（右足底）通常一并调理，按摩时从下向上推按肝反射区，到胆反射区后做点按刺激。

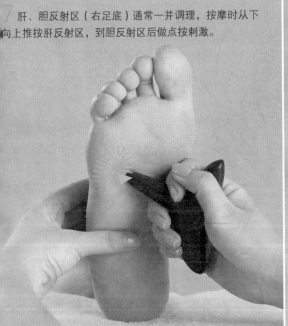

8 由内而外平缓刮按肺反射区。

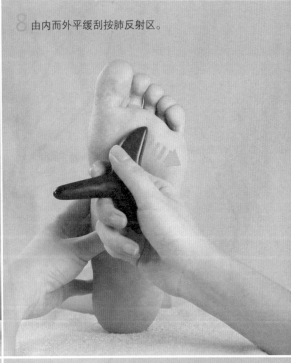

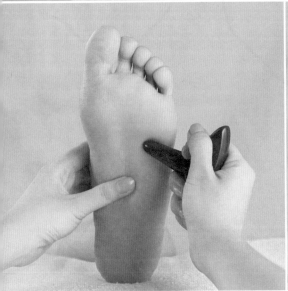

9 点按脾反射区（左足底）。脾是身体最大的免疫器官，经常按摩脾反射区，可增强免疫力。

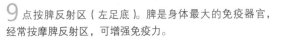

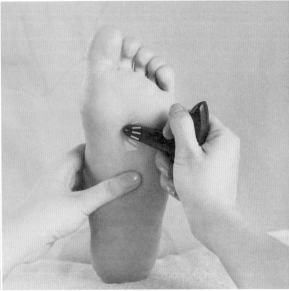

10 从上向下呈半圆形刮按肾反射区，可消除炎症。

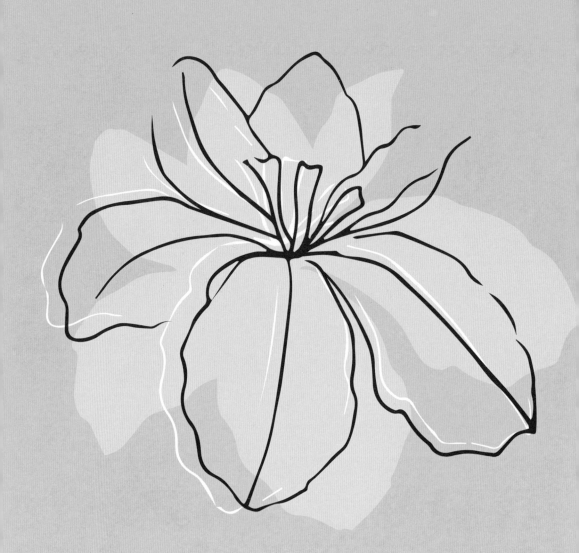

3

人生的奇迹时刻：
孕产期特殊体质呵护

　　孕产期是女性一生中非常特殊的时期，有喜悦，也有辛苦和忧虑……善用反射疗法呵护自己，提升周身免疫，平复身体不适，激活元气状态，给自己怀得上、生得下的底气，如此，我们每个人都能平安度过这些充满奇迹的时刻。

做好孕前保养，给孩子人间天堂

母亲孕育孩子的过程就像种庄稼。必须先给土壤疏松、施肥，让种子有一个好的温床，种子才能蓬勃地生长。想象一下，一片沼泽地或盐碱地，种子能够长得好吗？孕育孩子也是这个道理。希望未来的孩子健康、平安，就得在怀孕之前把身体调养好，给胎儿一个比较好的生长环境。

如何调养呢？我给未来的妈妈们推荐一套运用反射疗法的孕前保养方案。这套保养方案的要点在于，用自然、无副作用的方法帮助身体达到轻松、温暖、健康，适合孩子生长的状态。

我在第一章中说过，寒湿是影响女性一生健康的重要因素，我们在做孕前保养时，也要先从寒湿入手。如果没把体内的寒湿排掉就怀孕，夸张点说等于是让孩子住进了"冷宫"，将来生出来的孩子容易体寒多病。

打算要孩子的女性，可以提前半年就开始泡脚。可能有人会说，我洗了几十年的脚，没啥特别的。你可别说，泡脚还真是一门学问。

对于一般的备孕妈妈来说，平常用干桑叶煮水泡脚，每次泡 15 ~ 20 分钟，对五脏六腑都有保健作用。体寒、痛经或者流过产的妈妈，除了放干桑叶还要再加点红花，一般一盆水里放 20 ~ 30 克就行。如果怕冷，一到秋冬季节就手脚冰凉，泡脚的时候可以放一点姜，不过秋燥或风热感冒的时候就别放了，以免上火。要是实在觉得太麻烦，每天用温热的清水泡脚也行，泡到身体微微有点汗的时候就可以了。

泡完脚后，可以顺便按揉脚上的反射区。作为孕前保健，建议从左脚开始，两只脚全做，一个反射区做 3 ~ 5 下，其中卵巢、输卵管、子宫、甲状腺这几个反射区要多做。

如果有的地方摸上去疙疙瘩瘩，有沙砾状，或者有痛感，说明其对应的器官出现了问题，这种情况最好每天坚持按揉，当把疼处给按摩到不疼的时候，你的身体可以称得上是未来孩子安全的"暖宫"了。

　　别小看这些在脚上的按揉推刮，长期坚持，既能改善体质，又能调理疾病，甚至能解决不少女性长期怀不上孩子的问题。

　　我曾经遇到过一对年轻夫妻，结婚一年多，一直没有避孕，却迟迟怀不上孩子。去了几家医院检查，有的医生断言女孩患了宫颈癌，建议她摘除子宫，有的说不是。夫妻俩实在不知道该怎么办，通过熟人找到我这儿。

　　我摸了摸女孩脚上的阴道反射区，没有硬邦邦的阳性物，又看了看她的脸色，很红润，不像癌症患者那样脸色死灰。我初步判断应该不是宫颈癌。那么夫妻俩一直怀不上，问题出在哪儿呢？我建议女孩子尝试用反射疗法调理看看，先不要做子宫摘除手术。

　　我给女孩做反射区按摩时，男孩一直坐在旁边，满脸都是对爱人的担忧。我一看就知道两个人感情特别好，心想，会不会是夫妻生活没有节制，引起宫颈发炎才导致不孕呢？

　　于是我给女孩重点做脚上的肾、输尿管、尿道及阴道、子宫等反射区，又在耳朵上的相关反射区贴耳豆来加强消炎效果。调理了一段时间后，她去医院检查，什么毛病也没有了，没多久就怀上了孩子。

　　这小夫妻俩的遭遇让我感触很多。作为女人，我们一定要对自己的身体有信心。它有着怀孕、生育、哺乳的特殊本领，也有着强大无比的自愈潜能。当然，最好还要掌握一些自测和自治的方法，这样在发现自己身体出现一些异常时才不至于因为恐慌造成难以挽回的结果。

怀孕期或哺乳期的女人，身体一有点儿风吹草动，就会担惊受怕，可人吃五谷杂粮，再怎么谨小慎微，也难免会生病。吃药，还是不吃药，就成了一个问题，吃药怕药物影响孩子，不吃药又怕小病拖成大病，最后还是会影响到孩子和自己。

其实，在吃药和硬扛之外，我们还有选择，就是善用反射区来保养自己，平安度过孕期和哺乳期。

我一个朋友的女儿刚生完孩子就得了急性乳腺炎，不但疼，还高烧不止。在医院里打点滴，三五天也退不下来。找到我以后，我就给她做脚上的乳房反射区，奶水一会儿就出来了。

这个小方法看似不起眼，却往往能直达病灶，快速见效，而且不会给身体带来副作用。不过，不少怀孕期的女性对用反射区调理身体的做法有顾虑，我非常理解。在过去的反射疗法中的确有一个禁忌——孕期不做脚，担心刺激到子宫，引发流产。在我看来，为了提高孕妇的机体免疫力，作为一种保护措施，还是可以选择性地做的。

平时推推脚上的心脏反射区，能提高孕妇的心脏供血功能，对胎儿也没什么不良影响。还可以按摩胸淋巴腺、头部、肺、甲状腺等反射区，作为孕期保健，按摩这些地方对身体也确实是有好处的。

哪些反射区在孕期不能做呢？腹腔神经丛、子宫、卵巢等反射区千万不能做，否则，会刺激腹部神经的活动，对胎儿发育造成不好的影响。

如果觉得按摩脚上的反射区比较麻烦，或者担心出问题，也可以使用其他自然疗法来调养身体。比如怀孕时得风寒感冒了，您可以用姜泡脚 10 ~ 15 分钟，让身体出点儿汗，加速身体的复原。小便不通畅了，可以把车前草做成药糊敷在肚脐上，一般连着用两三天，情况就会好转。这些都是一些简单易行的调理方法。

所以您看，妈妈和疾病之间，从来不是只有吃药一个应对之策。还是那句话，我们只要相信自己的身体，就能给孩子创造一片"人间天堂"。学会不吃药的智慧，母爱一定会更加柔软。

Health Care 1

孕前自然保健方

寒湿是女性一生健康的大敌，尤其是准备要孩子的女性，一定要在怀孕前把体内的寒湿排掉。如果不排寒湿就怀孕，夸张点说就等于是让孩子住进了"冷宫"，将来生出来的孩子可能也会体寒多病。

反射区列表

按摩全足反射区，重点按摩卵巢、输卵管、子宫、甲状腺反射区。

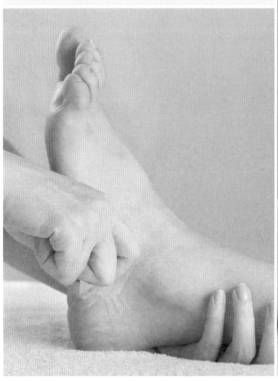

1 从左脚开始，按摩全足反射区（按摩方法见小册子），每个反射区做 3 ~ 5 下。然后再次按摩卵巢反射区，按摩时，用食指指关节沿着弧线刮按。

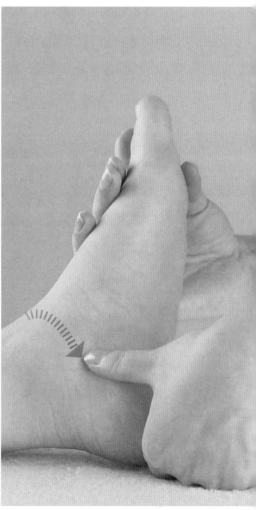

2 输卵管反射区位于卵巢反射区和子宫反射区的连线处，用拇指指腹按图示方向推按即可。

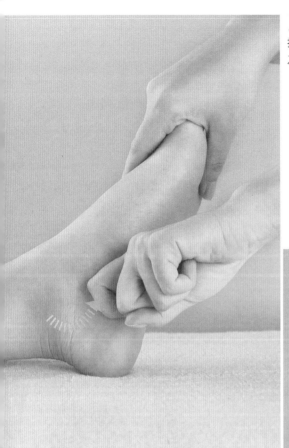

3 用食指指关节桡侧刮按子宫反射区。按摩此反射区，对子宫内膜炎、子宫肌瘤及其他妇科疾病的调理和保健作用明显。

4 由下至上推按甲状腺反射区，如果感觉到肿块等阳性物就坚持按揉，直到揉开。按摩此反射区具有调节内分泌的作用。

PS

1. 备孕妈妈提前半年用干桑叶煮水泡脚，每次15～20分钟。如果足部反射区摸上去有痛感或有沙砾感，可在桑叶水中加20～30克红花。如果秋冬季节手脚冰凉，可在泡脚时放一点姜，但风热感冒时不要放，以免上火。

2. 有流产史的女性，在泡脚、按摩足部反射区的同时，可配合温灸腹部的气海穴、关元穴，每天15分钟。建议用长方形四眼艾灸盒，把第二个眼搁在肚脐，下边两个眼自然对应气海穴、关元穴。

Health
Care 2
受孕率低

不少现代女性受孕概率偏低，如果在保持规律性生活，未采取避孕措施的前提下，超过一年仍未怀孕，就属于不孕症。不孕症病因复杂，其中一个重要原因是宫寒。平时多做调理，将子宫调整至最佳状态，可以减少不孕症发生的可能。

反射区列表
肝、胆、肾上腺、肺、心脏。

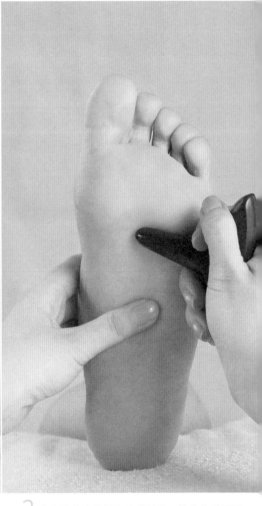

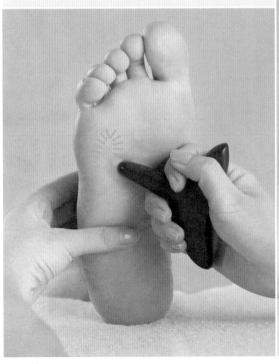

1 肝、胆反射区（右足底）通常要一起调理，先用砭石棒自下而上刮按肝反射区，推至胆反射区后做点按刺激。

2 均匀用力点按肾上腺反射区。按摩此反射区，可以调节激素水平。

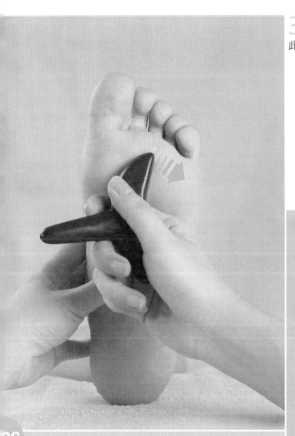

3 由内向外平缓刮按肺反射区。经常按摩
此反射区，有利于推动气血的运行。

4 由下至上推按心脏反射区。推按时，力度
要根据被按摩者的心脏健康状况由轻到重。

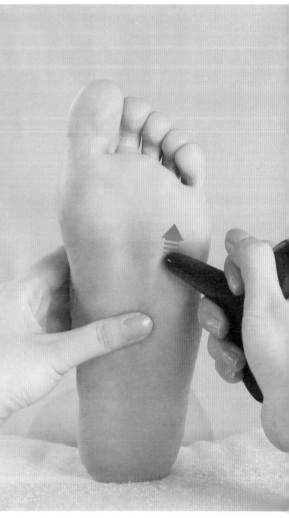

PS

1. 艾灸中脘、中极、子宫三个穴位可以调养宫寒，为孕育胎儿提供一个比较好的温床；艾灸命门穴，则可以培阳固本，起到助孕的作用。

2. 在备孕期间，可以每天用葱白敷脐。具体做法是取葱白5根，切碎捣烂，敷于脐部，再用热水袋熨脐部20分钟。

3. 取500克食盐放入锅内炒热，装入布袋中，放在下腹热敷。隔4日敷1次，逢月经周期6次，每次30分钟，也可以起到温热子宫的效果。

4. 以上方法只是起到一个助孕的作用。不孕症病因复杂，如果以上方法不奏效，应向有经验的医生求助，对症调理。

Health Care 3

卵巢保养

　　女性到了 35 岁，卵巢机能开始衰退，属于正常的生理现象。如果 40 岁之前因为卵巢机能减退造成闭经，甚至导致不孕，并伴有夜间睡眠出汗、失眠、记忆力减退等症状，则属于卵巢早衰。这种情况可以通过调理内分泌和生殖系统反射区，达到改变自身雌激素水平的效果。

反射区列表

甲状腺、甲状旁腺、胰、肾上腺、脾、卵巢、子宫、上下身淋巴。

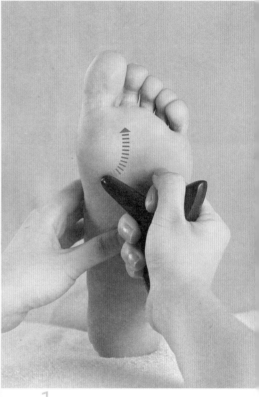

1 一手扶握脚掌，一手握住砭石棒，由下至上推按甲状腺反射区。按摩此反射区，具有调节内分泌的作用。

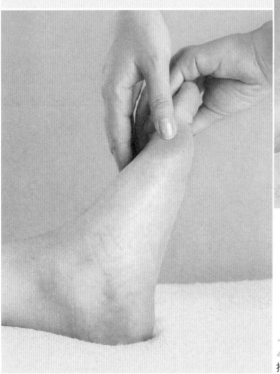

2 顺势放下砭石棒，微微向外倾斜足部，一手拇指指端在甲状旁腺反射区做点按刺激。

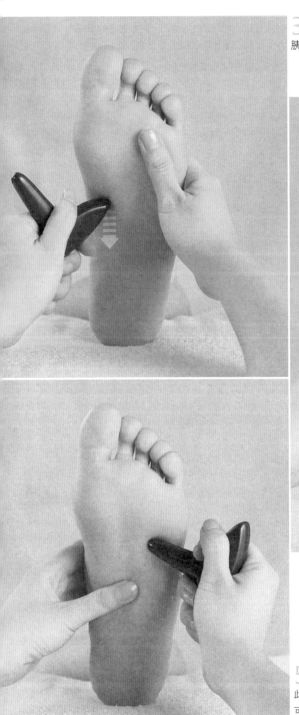

3 持砭石棒由上至下刮按位于脚底的胰反射区。

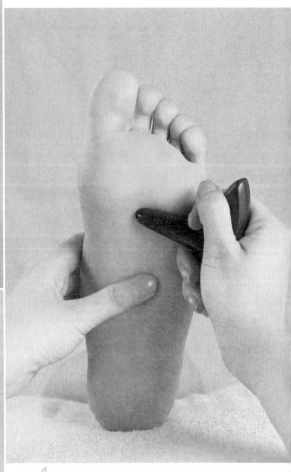

4 把砭石棒平移至脚掌中间的肾上腺反射区做点按刺激，可以调节激素水平。

5 点按位于左足底的脾反射区。经常按摩此反射区，对贫血等病症调理效用明显，还可增强全身免疫力。

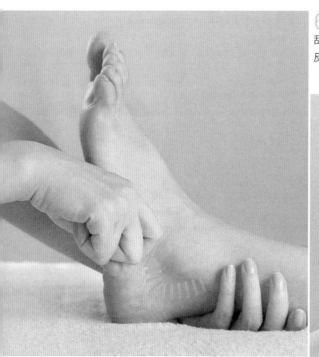

6 一手固定住脚踝，一手食指指关节沿着弧线
刮按位于足外侧踝骨后下方、近似三角形的卵巢
反射区。

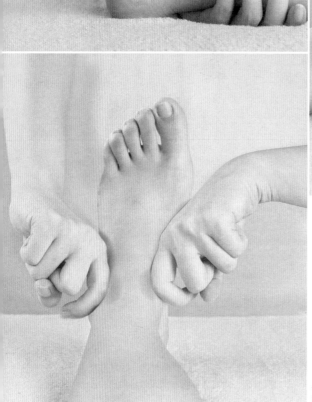

7 子宫反射区比较敏感，按摩时，用食指指关节
桡侧刮按即可。经常按摩此反射区，对妇科疾病的
调理和保健作用明显。

8 用双手食指指关节匀力点按上、下身淋巴
反射区，对于下腹部各种炎症、发热、囊肿、
肌瘤、免疫力低下都有一定的调理效果。

反射区列表

乳房。

1. 按摩脚上的乳房反射区时，如果感到疼痛，或有疙瘩，可敷上云南白药。具体方法是：用醋将云南白药调成膏状，用纱布敷在乳房反射区上，敷12小时，晾12小时。建议晚上睡觉前贴上，第二天摘掉。醋的透析力强，但刺激性大，不适合长期使用，所以也可以试试我的用法：一次用醋调，之后五次用香油或蜂蜜调，交替进行。

2. 如果有乳腺增生，可以取老鹳草、核桃仁、八角、茴香、山慈菇各30克，加适量水沸煮10分钟，温热泡脚，一天泡2次，2天换一次药。

Health Care 4
乳房保养

现代女性的乳房健康问题越来越突出，这和压力日趋增加、情绪容易波动密切相关。另外，和每天使用掺有化学物质、激素的护肤品、化妆品也有关系。乳房作为女性身体非常脆弱的部位之一，和美丽、生命息息相关，一定要注重对乳房的日常保健，及早预防乳腺疾病的发生。

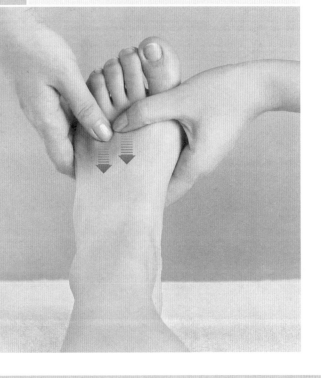

用双手拇指沿脚趾至脚跟的方向轻轻推按乳房反射区，也可用手掌外侧推按，如果感觉到疙瘩等阳性物，坚持按揉，直到揉开。经常按摩此反射区，可缓解乳房胀痛，防治乳腺炎、乳腺增生等疾病。

Health Care 5
宫颈保养

宫颈炎是常见的女性生殖系统炎症，常继发于分娩、流产或子宫颈外伤之后。主要表现有白带增多、质地黏稠、有时呈脓性，大多伴有腰酸腹痛、腹部坠胀感，这些症状通常在经期或性生活后加重。宫颈炎不但会影响女性健康，严重的还会导致宫颈癌，要积极防治。

反射区列表

肾、输尿管、尿道及阴道、子宫。

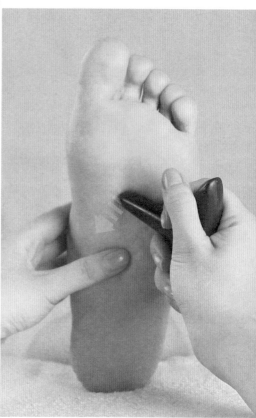

2 保持手位不变，从肾反射区向下重力刮按输尿管反射区。按摩此反射区，可以疏通输尿管，促进身体排毒，使毒素随尿液排出体外。

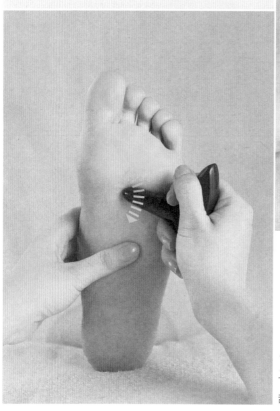

1 肾反射区位于足掌中央"人"字形交叉点下方的凹陷处，按摩时，从上至下呈半月形刮按肾反射区。

用拇指指腹沿足外侧斜上方向推按尿道及阴道反射区。按摩前，先在此反射区敷上云南白药膏，具体方法见本页Tips。

用食指指关节轻轻刮按子宫反射区，此处皮肤比较敏感，一般徒手进行。经常按摩子宫反射区，对妇科疾病的调理和保健作用明显。

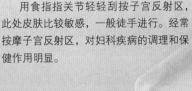

TIPS

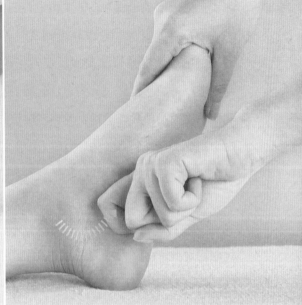

神门反射区
生殖器反射区
尿道反射区
盆腔反射区
肾反射区
腹反射区
肝反射区
肾上腺反射区
内分泌反射区

1. 敷云南白药膏的具体方法是：用醋将云南白药调成糨糊状，敷在脚上，用纱布覆盖，敷12小时，晾12小时。醋的刺激性大，如长期使用可以用蜂蜜或香油代替，一次用醋调和，五次用蜂蜜或香油调和，交替使用。

2. 在耳部相关反射区贴耳豆，可以加强调理的效果。取盆腔、内生殖器、内分泌、肾上腺反射区（见左图），再加上尿道、肝、肾、腹、神门反射区（见左图）中的2~3个，在所选反射区内探测敏感点，贴压王不留行籽，每天用手按压。每次取一侧，2~3日一换，两耳交替进行，7次以后如果还有症状，休息3~5日之后，接着贴。

Health Care 6
盆腔保养

　　盆腔健康关乎着女性的生殖生育能力，一旦盆腔发炎，又没有得到及时、彻底的治疗，容易引起炎症反复发作，甚至造成不孕。盆腔炎分为急性盆腔炎和慢性盆腔炎两种。急性盆腔炎主要表现为高热、下腹部疼痛、尿频、排尿困难、白带增多且呈脓性等症状。慢性盆腔炎则表现为腰骶部疼痛或下腹部疼痛，劳累后疼痛加重，并伴有白带增多、月经周期紊乱、血量增多等现象。

反射区列表
子宫、尿道和阴道。

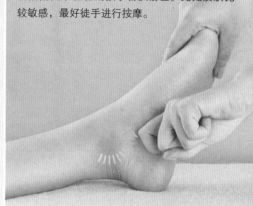

　　一手扶握足趾，让脚掌稍微向外倾斜，一手食指指关节轻轻刮按子宫反射区。此处皮肤比较敏感，最好徒手进行按摩。

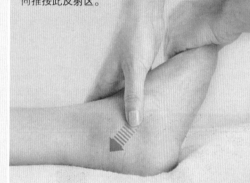

　　先用云南白药加按摩油做成按摩膏，涂在尿道及阴道反射区，然后用拇指指腹沿图示方向推按此反射区。

TIPS

　　1. 盆腔炎的治疗务必及时、彻底，否则急性盆腔炎容易发展成慢性盆腔炎，导致炎症反复发作。

　　2. 有出血症状的盆腔炎患者，可以短期服用云南白药来调理。每次1～2粒，开水送服，每天3次。一般用药2天后，出血量就明显减少，3～4天后出血停止。如在经前提前调理，可减少出血量或缩短出血时间。

　　3. 在耳朵上的盆腔反射区（见右图）附近找痛点，然后用小按摩棒点按，对调理盆腔炎也有效。

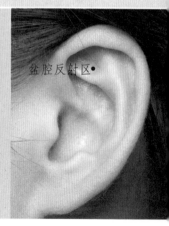

盆腔反射区•

反射区列表

肝、肾、甲状腺、脑垂体、脾、卵巢、腹股沟、生殖腺。

子宫保养

子宫肌瘤主要表现为阴道出血，月经过多，并有下腹部肿块、腰痛、白带增多等症状。有的人没有明显症状，只是在做 B 超时发现子宫增大，表面呈结节状，较硬。子宫肌瘤容易被体内大量、持续的雌激素刺激诱发，患者中不孕的女性尤为多见，因此不孕女性更应注意子宫的保养。

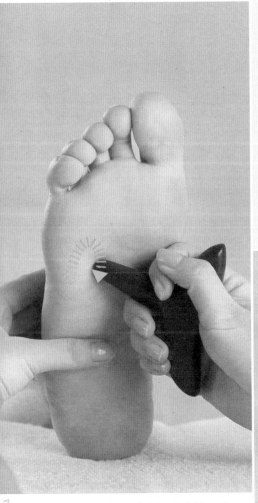

1 用砭石棒在肝反射区（右足底）从下往上刮 36 下，力度根据被按摩者的接受程度调整。

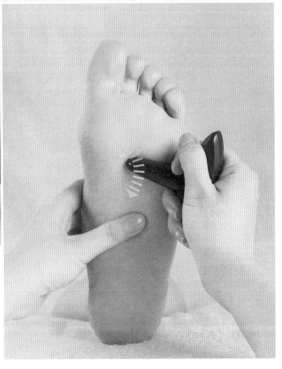

2 从上往下刮按位于脚掌中央的肾反射区。

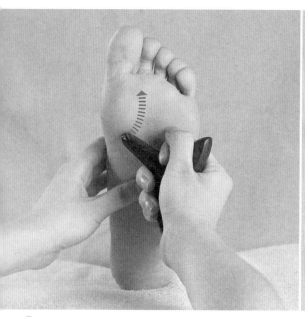

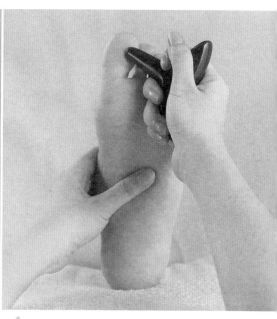

3 从下向上推按甲状腺反射区，如果感觉到肿块、疙瘩等阳性物就坚持按揉，直到揉开。

4 脑垂体反射区位于大脚趾趾腹中央，按摩时，用砭石棒点按或者用指甲竖着掐按此处。一般情况下点按 3～5 下即可，作为调理建议点按 10～15 下。

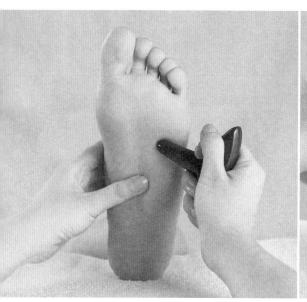

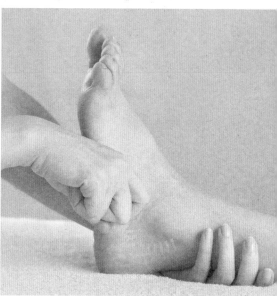

5 点按脾反射区（左足底），有消炎、提高免疫力的功效，可作为日常保健，不拘时间。

6 卵巢反射区位于足外侧踝骨后下方、近似三角形的区域按摩时，一手握住脚踝，一手食指指关节沿弧线刮按。

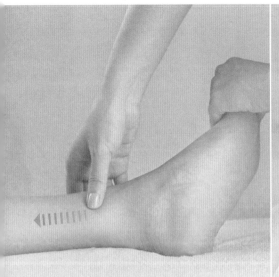
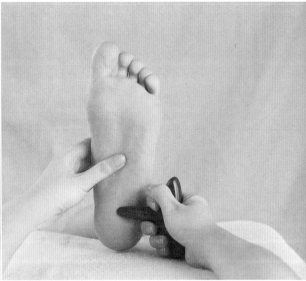

7 腹股沟反射区位于内脚踝近足面处，按摩前先把云南白药加一些按摩油调和，涂于此反射区，然后用砭石棒按照图示方向刮按。最好每天坚持，争取把里面颗粒状、条索状的东西推小、推没。

8 按摩位于脚后跟的生殖腺反射区。如果这里的皮较厚，用砭石棒按摩不方便，可以用小锤轻轻敲击。

1. 子宫健康自测法：晚上泡完脚后，按揉子宫反射区，如果觉得皮下有颗粒、气泡等异物感，再按压生殖腺、胸淋巴、下身淋巴、腹股沟等反射区。如果这些反射区内有肿块等阳性物，且平时觉得疲劳乏力，下腹坠胀，脚不自觉地爱侧立，说明子宫出现了问题。

2. 按摩足部反射区时，可用医用凡士林调云南白药做按摩膏，同时服用云南白药胶囊，每日 3 次，每次 1 粒。如有大量出血，可每次 1～2 粒，每日 4 次，直至出血减少或停止。

3. 用耳部反射区调理子宫肌瘤也很方便。可以在耳部盆腔反射区（见右图）贴耳豆，经常点按。也可以用醋调和云南白药，贴敷于耳部子宫反射区（见右图），每天敷 12 小时，晾 12 小时，长期贴敷可用蜂蜜或香油代替醋。

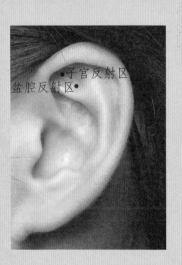

4. 泡脚也对调理子宫肌瘤有效果。取夏枯草、海藻各 100 克，当归、香附、浙贝母、山慈菇、莪术、桃仁各 30 克，柴胡 9 克，研成粉末，每天煎水泡脚 15～20 分钟。

5. 子宫肌瘤病症不严重时，可以通过反射疗法来调理。情况严重时，最好去医院就诊，如果进行手术，术后可以按照本节的方法辅助调理。

Health Care 8

流产保养

从方式来说，流产分为自然流产和人工流产。不管是哪种流产，都会使女性元气变差、免疫力降低，并且对子宫造成一定的伤害，给再次怀孕埋下隐患，严重的甚至会导致不孕。流过产的女性务必要调理好子宫，尽快把身体的防护机制建立起来。

反射区列表

子宫、卵巢、输卵管。

子宫反射区位于足部内侧踝骨附近。按摩时，一手扶住脚掌，一手食指关节桡侧刮按即可。此反射区比较敏感，最好不用砭石棒按摩。

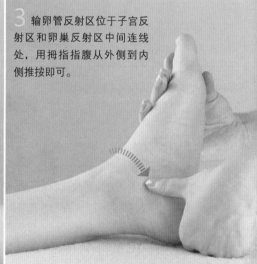

卵巢反射区位于足外侧踝骨后下方、近似三角形的区域。按摩时，一手握住脚踝，一手食指指关节沿着弧线刮按。

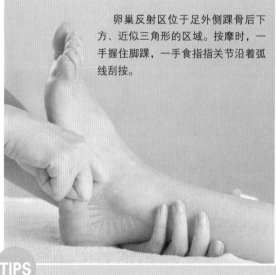

3 输卵管反射区位于子宫反射区和卵巢反射区中间连线处，用拇指指腹从外侧到内侧推按即可。

TIPS

1. 除了按摩足部反射区，您还可以通过艾灸关元穴、气海穴、神阙穴来恢复受损的子宫内膜。选用四眼儿的艾灸盒，第二个眼对准肚脐，下边两个眼就对应气海、关元了。每天灸半小时左右，补充元气。

2. 在脚心涌泉穴拔罐半小时，也有补充元气的效果。

反射区列表

肺。

一手扶住脚掌，一手握住砭石棒，由内而外平缓刮按肺部反射区。

孕期基础保健方

怀孕以后，女性身体负担比较大，容易受到疾病的侵袭。这时，提高身体免疫力至关重要。身体免疫力的增强有赖于肺部的通畅，肺属金，主气，气一动，由金生水，肾脏的代谢能力得到了提升；身体的循环能力增强了，肝胆就能把残留在体内的药毒排出去；身体的调节能力好了，睡眠自然就好，脾胃运化功能也随之变好，身体就能更好地运转，从而提高免疫力。

肺反射区
腹腔神经丛反射区

注意按摩时一定要避开腹腔神经丛反射区，否则可能导致流产。

Health
Care 10
孕期抽筋

孕期抽筋多是因为肝经不畅。中医认为：怒伤肝，肝主筋。孕妇更易受情绪影响出现肝经瘀堵继而引发抽筋。要缓解孕期抽筋，可以从调理肝经入手。

反射区列表
腹股沟。

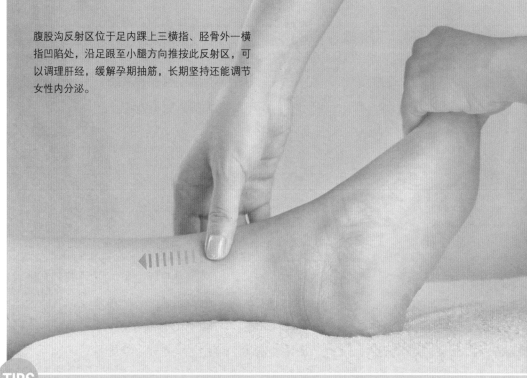

腹股沟反射区位于足内踝上三横指、胫骨外一横指凹陷处，沿足跟至小腿方向推按此反射区，可以调理肝经，缓解孕期抽筋，长期坚持还能调节女性内分泌。

TIPS

孕期抽筋还有一个原因是受寒，寒气侵入身体导致脚心总是特别凉，小腿就会时不时抽筋。如果是这种情况，注意保暖是首要因素。

Health Care 11

孕期补钙

孕期随着胎儿的生长，孕妇对钙的需求量会明显增加，应及时补充钙质。还应提高机体对钙的吸收能力，这不仅取决于身体的循环调节功能，还与体内的维生素 D 含量密切相关。

反射区列表

甲状旁腺。

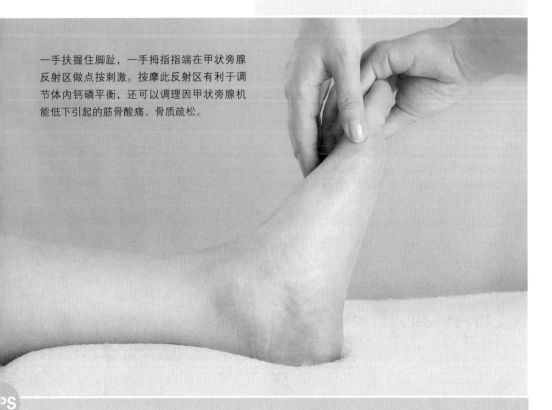

一手扶握住脚趾，一手拇指指端在甲状旁腺反射区做点按刺激。按摩此反射区有利于调节体内钙磷平衡，还可以调理因甲状旁腺机能低下引起的筋骨酸痛、骨质疏松。

1. 在补钙的同时，还要补充一些鱼肝油，可以加速小肠对钙的吸收。

2. 多晒太阳也有助于钙的吸收。晒的时候要后背对着阳光，这样才能更好地补足阳气，进而促进维生素 D 的形成和钙的吸收。

Health Care 12

孕期呕吐

怀孕初期，多数女性会出现择食、厌食、恶心、头晕、倦怠等反应，一般3个月左右会自然消失。如果反应严重，呕吐不止，甚至不能正常吃饭，中医称之为妊娠恶阻。这种情况大多是雌激素增多，不断刺激胃肠的平滑肌造成的。

反射区列表

大脑、脑垂体、甲状腺。

TIPS

1. 取生姜6克，烘干，研为细末，过筛，用水调成膏状，敷于内关穴、神阙穴，最后用纱布或胶布固定，也可调理此症状。

2. 用香菜50克，苏叶、藿香各3克，陈皮、砂仁各6克，放入壶内，加入适量的水煎煮，壶嘴对准鼻孔进行熏蒸，可缓解不适。

3. 在耳朵上的胃、肝、耳中、交感、皮质下等反射区（见右图）贴上耳豆，每天点压或按揉耳豆。每次取一侧耳穴贴耳豆，2～3天后换另一侧，两耳交替进行。

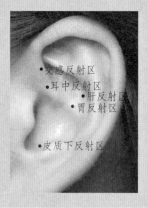

- 交感反射区
- 耳中反射区
- 肝反射区
- 胃反射区
- 皮质下反射区

先用砭石棒从上往下刮按大脑反射区，按摩这里能缓解头晕、倦怠。然后点按脑垂体反射区，可以调理内分泌，还能提高孕妇的消化系统功能。

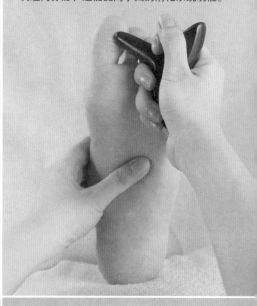

2 将砭石棒向下移到甲状腺反射区，从下向上推按，可预防并调理孕妇头疼、头晕、恶心等症状。

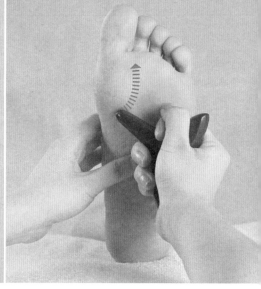

一手握住脚掌，另一手用砭石棒刮按脚上的肺反射区，至少36下。要朝着一个方向刮，不能来回刮。需要注意的是，一定要避开腹腔神经丛，避免引起流产。

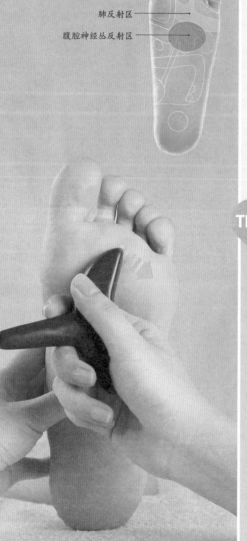

肺反射区

腹腔神经丛反射区

孕期水肿

孕期水肿是怀孕期间子宫不断增大压迫到静脉，造成静脉回流受阻引起的。很多女性在孕期会发生水肿，常见部位包括脚掌、脚踝、小腿，随着孕周的增加，水肿表现会日益明显。

反射区列表

肺。

TIPS

1.把红小豆熬成粥状泡脚，对孕期水肿效果较好。取2.5千克红小豆，用5千克温水提前浸泡4~8小时。待红小豆膨胀后，连同水一起放进锅里，大概占锅的三分之一。然后加入10厘米的水，用小火将豆子熬成粥状。熬好晾一会儿，等温热了再泡脚。泡的时候，要适当加水，起码让水没过脚踝。泡完一次别扔，因为药性也没有完全发挥出来，只要它不冒泡，不起白沫，就说明在质地上没变化，可以多用几天。

2.平时体内湿气重的妈妈，可以熬红小豆汤喝。如果觉得喝多了胃不舒服，可以改为在蒸米饭的时候放上一把泡好的豆子，或者晚上用花椒水温热泡脚10~15分钟，泡的时候两脚心轻轻互搓，从而达到祛湿的目的。

Health Care 14
孕期感冒

　　孕期感冒分为风寒感冒、风热感冒和病毒性感冒，一般表现为鼻塞、打喷嚏、流鼻涕、咽喉干痒、咽喉肿痛及头痛等症状。孕期感冒，不是非吃药不可，可以用反射法来调理，比较安全。

反射区列表

肺、支气管、气管、肾上腺、脾、胃、胰、十二指肠、肝、胆。

1　用砭石棒由内向外平缓刮按肺部反射区，可以疏通肺道，减轻肺部炎症，缓解咳嗽、气喘等现象。注意，一定要避开肺反射区下方的腹腔神经丛反射区，否则可能导致流产。

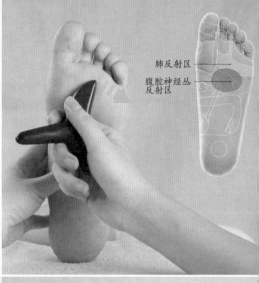

肺反射区
腹腔神经丛反射区

2　支气管反射区位于第三足趾下方，用双手拇指向上推按此反射区，能有效减轻支气管上的炎症。

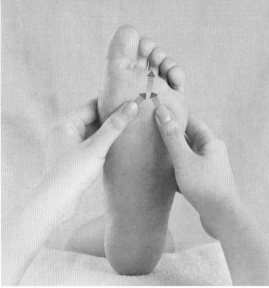

　　用砭石棒从脚跟至脚趾方向匀力推按气管反射区，能有效调理因感冒而引起的咳嗽、气管炎等。

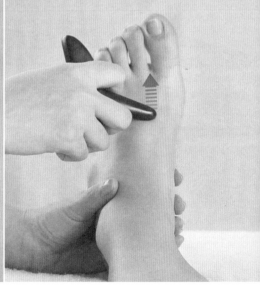

4 点按肾上腺反射区，可以提高人体免疫力，还有消炎、止痛、止咳等效果。

5 点揉位于左足底的脾反射区，可提高身体的抵抗力，加快复原，还可以增强身体对食物的消化、吸收和运输能力。

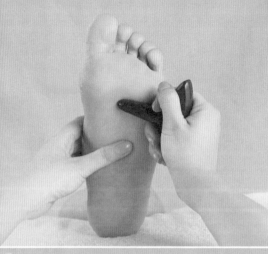
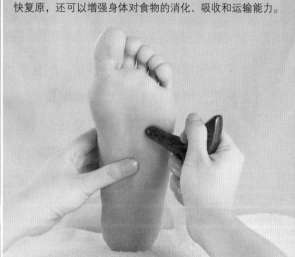

6 从上至下依次刮按胃、胰、十二指肠反射区，全面调理消化系统，缓解感冒引起的食欲不振或消化不良。

7 肝、胆反射区通常要一起调理，操作时先从下至上刮按肝反射区（右足底），到胆反射区时做点按刺激，这样可以帮助肝胆将体内的毒素排出去。

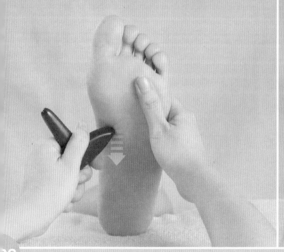

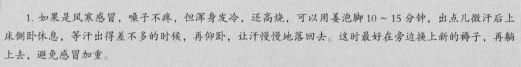

　　1. 如果是风寒感冒，嗓子不疼，但浑身发冷，还高烧，可以用姜泡脚10～15分钟，出点儿微汗后上床侧卧休息，等汗出得差不多的时候，再仰卧，让汗慢慢地落回去。这时最好在旁边换上新的褥子，再躺上去，避免感冒加重。

　　2. 如果是风热感冒，嗓子疼，咳嗽有黄痰，可以用金银花、菊花泡脚。还可以用金银花、菊花泡一杯茶。等泡完脚，再喝杯茶。

Health
Care 15
急性乳腺炎

急性乳腺炎是指乳房的急性化脓性感染，多见于哺乳期女性，尤其是初次生产的女性。引起急性乳腺炎的一个重要因素是奶水淤积在乳房，常见表现有乳房疼痛、局部红肿、发热，有的还会高烧不止。

TIPS

1. 用云南白药外敷乳房患处，也能使乳房疼痛消失。具体做法是将云南白药里的保险子研成细粉，与云南白药混合均匀，再加凡士林调成糊状敷于患处，可以使肿块消散，发热消退。

2. 建议哺乳期妈妈养成良好的哺乳习惯，防止乳汁淤积或者细菌感染。如果乳头出现皲裂，要尽量减少哺乳，或用吸乳器吸乳，并从以下方法任选其一进行治疗：

（1）用消毒棉棒擦拭乳头，然后将云南白药粉末均匀撒于裂口处，用1～2次，乳头裂口就会愈合。

（2）到药店买白芷15克，蒲公英、苦参、硼砂、生甘草各9克，加适量水煎汤，去渣，趁药液温热时用消毒纱布蘸药液洗患处，每天熬一次药，洗两三次。

反射区列表
乳房。

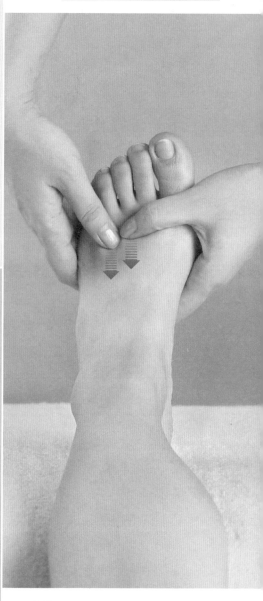

保持双脚直立，用拇指指腹沿脚趾向脚跟方向刮按乳房反射区，可减轻乳腺炎、乳腺增生等的症状。

产后尿潴留

反射区列表

肾上腺、膀胱、尿道及阴道。

产后尿潴留是指分娩过程中子宫压迫膀胱及腹腔神经丛，使膀胱肌麻痹导致排尿困难的一种病症。常见表现为小便点滴而下，甚至闭塞不通，小腹胀痛等。产后尿潴留是造成产后泌尿系统感染的重要因素之一，必须及时调理，否则会给产妇带来痛苦，导致阴道出血量增多，影响子宫收缩和产后恢复。

1 一手扶握住脚掌，一手拿砭石棒均匀用力点按肾上腺反射区。

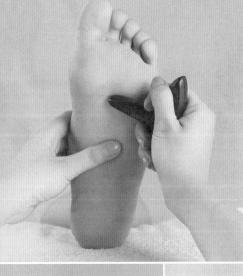

TIPS

1. 取荆芥 15 克，紫苏 15 克，艾叶 5 克，香葱 5 根，煎汤熏洗外阴。

2. 取姜皮 15 克，大蒜 2 瓣，葱白 10 根，食盐适量，加水捣烂成糊，敷于肚脐上，用胶布固定。

3. 将 200 克食盐炒热，用布包起来，熨小肚子，凉了以后再炒热，再熨。

以上三个方法都能起到帮助膀胱肌收缩，促进尿液排出的效果。

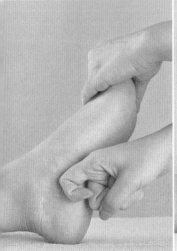

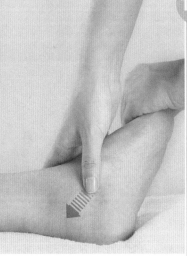

2 一手扶握足部，一手食指指关节刮按膀胱反射区。按摩此反射区可疏通排泄通道。

3 用云南白药加按摩油做成按摩膏，涂于尿道及阴道反射区，然后用拇指指腹沿足外侧斜上方向推按。

Health Care 17

产后便秘和痔疮

产后便秘是产后肠胃功能减弱，腹部肌肉和盆腔组织松弛引起排便力量减弱而造成的，在排便时可伴有气喘、出汗、头晕等症状，用力过度则容易诱发痔疮。

反射区列表

肺、小肠、阑尾盲肠、回盲瓣、大肠（包括升结肠、横结肠、降结肠、乙状结肠、直肠、肛门）。

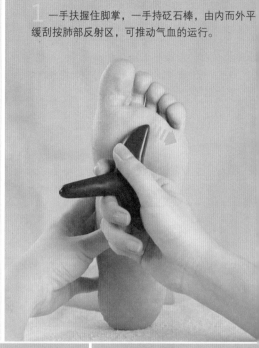

1 一手扶握住脚掌，一手持砭石棒，由内而外平缓刮按肺部反射区，可推动气血的运行。

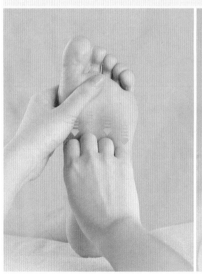

2 用四指指关节从上而下刮压小肠反射区，要注意用力均匀。按摩此反射区，可以缓解小肠胀气、打嗝等不适，还可以调理慢性肠炎、营养不良所致的疾病。

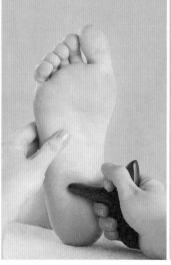

3 点按右脚跟骨前缘外侧的阑尾盲肠反射区。

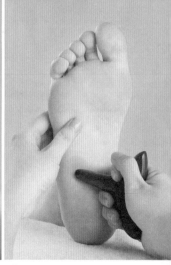

4 以同样的手法在回盲瓣反射区做点按刺激。

复元力：
女性全生命周期元气修复方案

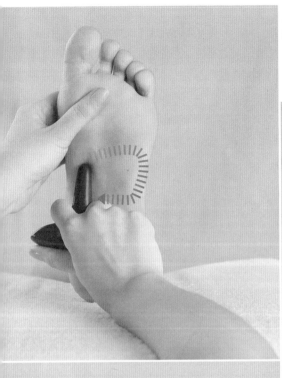

5 按顺时针方向依次推按左脚的横结肠反射区、降结肠反射区、乙状结肠反射区和直肠反射区。

6 由下至上推按升结肠反射区，接着横向推按横结肠反射区。

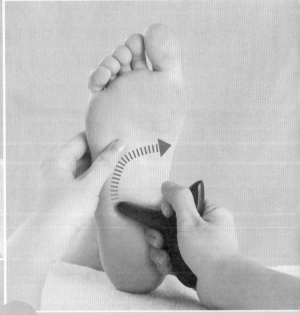

TIPS

1. 产妇便秘可以多喝蜂蜜水，能起到润肠的作用。也可以每天生吃无花果 3～4 颗，或者用无花果的叶子熬水喝，浓度根据个人口味自己控制。无花果有理肠健胃、解毒消炎的作用，能使人迅速通便。

2. 如果便秘一直没缓解，诱发了痔疮，不建议立马去手术，可以用无花果的叶子煮水泡脚，对调理痔疮有不错的疗效。也可以找一个中间有孔的塑料凳，下面摆放一个大小适宜的桶，在桶里放一张硬纸板，插过去一个图钉，尖朝上。把一寸左右的艾棒点着后插到图钉上。让艾棒对着塑料凳的孔，患者坐在凳子上，用艾棒去熏肛门。其实，不光是月子期，任何时候出现痔疮，都可以用这两个方法进行调理。

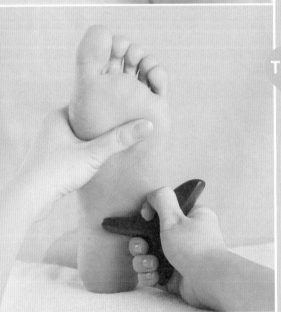

7 最后，用砭石棒在肛门反射区逆转 24 次，将整个排便通道清理干净。

Health Care 18
产后恶露

产后恶露是产妇生完孩子以后，从阴道流出的黏液和瘀血。正常情况下恶露3~4周能排干净。如果出了月子仍有恶露流出，就属于产后恶露不尽。有时还会伴有出血量多、颜色淡红、面色苍白、小腹冷痛、四肢发冷等症状。

反射区列表

输卵管、子宫、肾上腺、膀胱、脾。

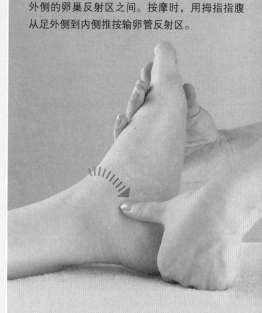

1 输卵管反射区位于足内侧的子宫反射区和足外侧的卵巢反射区之间。按摩时，用拇指指腹从足外侧到内侧推按输卵管反射区。

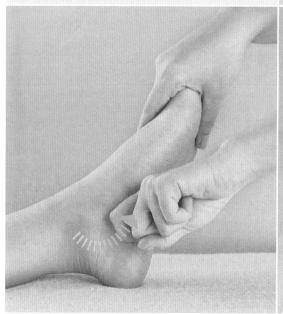

2 用食指指关节桡侧刮按子宫反射区。按摩此反射区，可以促进子宫及其韧带的复原。

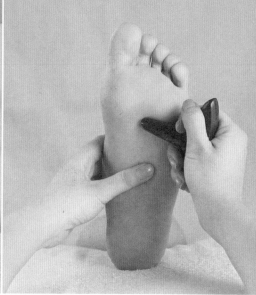

3 一手扶握脚背，一手用砭石棒在肾上腺反射区做点按刺激，可使身体产生各种肾上腺素，有助于消炎止痛。

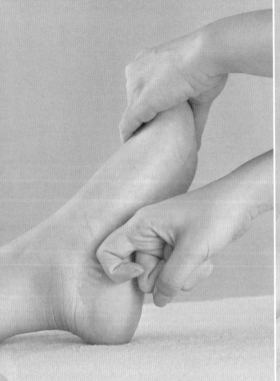

4 用食指指关节从上往下刮按膀胱反射区。
按摩此反射区，有利于疏通排泄通道。

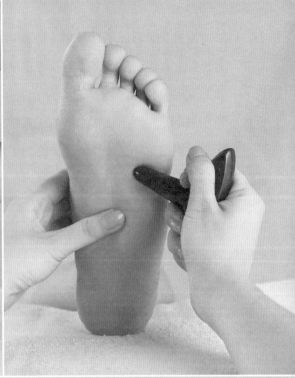

5 用砭石棒点按位于左足足底的脾反射区，
可以达到补益脾脏、益气固脱的作用。

1. 如果产后恶露不尽，可以喝红糖水，以促进恶露的排出，增加产妇的气血。我建议用黑红糖，效果最
好，一直喝到没有恶露为止。

2. 如果产后恶露不绝，小肚子冷疼，四肢发冷，
舌头暗紫有瘀点，可以取附子、肉桂、母丁香各10
克，五灵脂、蒲黄、茜草根各15克，研成粉末，过筛，
装入瓶中备用。每次将适量的黄酒煮热，加入15~30
克药末，调成膏状，敷在肚脐和子宫穴（见右图）上，
用纱布、胶布固定，每3天换1次药。

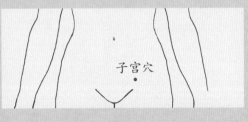

子宫穴

3. 如果产后恶露不绝，且伴随有出血量多，颜色淡红，面色苍白，疲惫，舌头淡红，舌苔薄且白的症状，
可以取黄芪、党参、白术各15克，升麻、龙骨各10克，甘草6克共碾为粉末备用。每次取15~30克，加
适量的米醋，调成糊状，敷在肚脐上，用纱布、胶布固定，每天换1次药。

Health Care 19

子宫脱垂

女性分娩时，子宫及相关韧带会受到损伤。如果产后经常蹲着或者过早劳作，就容易造成子宫从正常位置脱落，沿阴道下降到低于正常水平的位置，甚至脱出阴道口外，这种情况被称为子宫脱垂。常见表现有腰骶部有坠胀感，阴道口有物脱出，并伴有腰酸背痛、大便困难、小便失禁等。这些不适感在劳累时会加剧，休息以后会稍微好转。

反射区列表

子宫、脾、肺、肝。

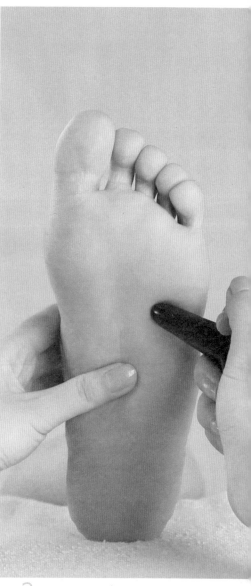

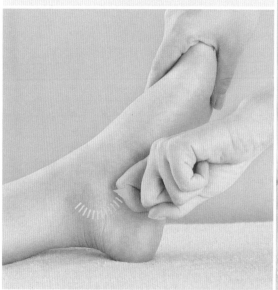

1 一手扶握脚掌，一手食指指关节桡侧沿弧线刮按子宫反射区，促进子宫及其韧带的复原。此处皮肤比较敏感，一般不用砭石棒按摩。

2 用砭石棒点按位于左足底的脾反射区，可以达到补益脾脏、益气固脱的作用。

3 由内而外平缓刮按肺反射区，有利于促进气血的运行。

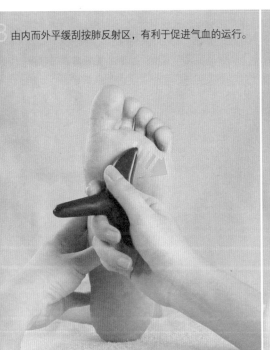

4 从下向上刮按肝反射区（右足底），可以达到疏肝理气、通经活络的作用。

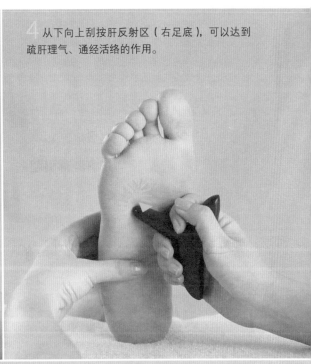

1. 取耳朵上的子宫、脾、肾、内分泌等反射区（见右图），搭配上肝、腹、腰、皮质下反射区（见右图）中的 1～2 个，在这些位置上找到敏感点，贴上耳豆，每天用手轻压刺激。每次取一侧耳穴，2～3 天换另一侧，两耳交替进行。

2. 每天用药液熏洗阴部也有疗效。我这里有三个药方，您可以根据自己的方便选择其一：

（1）川乌五倍子醋洗方：生川乌、五倍子各 10 克，加入适量的水煮沸，再加入 100 克的醋煮沸，将药液置于盆内，熏洗阴部。

（2）枳壳黄柏洗方：生枳壳、蛇床子、益母草、川黄柏、金银花各 15 克，紫草根 9 克，加入适量的水浓煎，去渣后倒入盆中，趁热先熏后洗再坐浴，每晚 1 次。

（3）茶子醋熏方：先将 250 毫升的醋煮开，然后加入 150 克的茶子末，待出味时倒入盆中，熏阴部，一天熏 3 次。

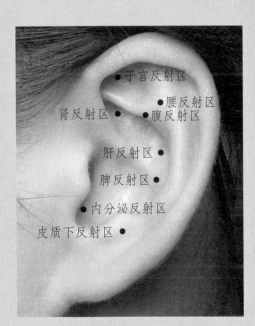

子宫反射区
腰反射区
肾反射区
腹反射区
肝反射区
脾反射区
内分泌反射区
皮质下反射区

Health Care 20
产后抑郁

女性生完孩子后，情绪波动往往比较大，严重的可能会发展成产后抑郁。一般来说，产后抑郁是由肝郁引起的。肝不舒畅，心肯定不好；心受伤了，就不能给脾胃提供一个良好的环境；产妇吃不下饭，就会更加抑郁。避免陷入这种恶性循环应从调理肝郁入手。

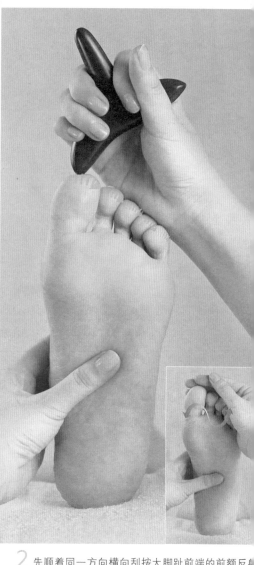

1 自下至上呈半圆形刮按肝反射区（右足底），当砭石棒推到胆反射区时，再点按刺激胆反射区，这样可以最大程度地消除肝郁。

2 先顺着同一方向横向刮按大脚趾前端的前额反射区，接着，依次刮按其他四趾前端的前额反射区。随后把五个脚趾攥在手中不停地团揉，这样可以简单而又完整地刺激前额反射区。

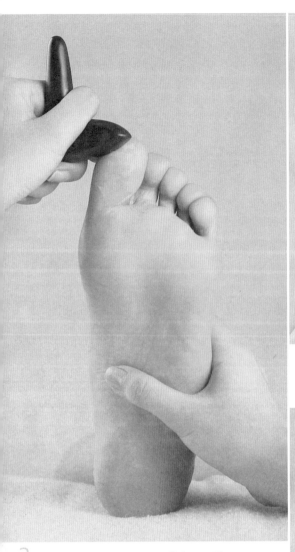

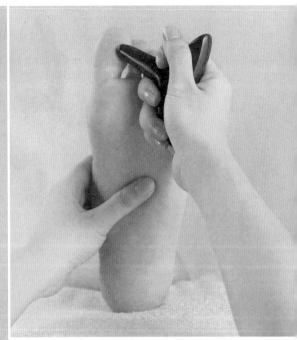

4 用砭石棒点按位于大脚趾趾腹中央的脑垂体反射区，或用指甲竖着掐按此处，可以调理内分泌，提高人体免疫力。

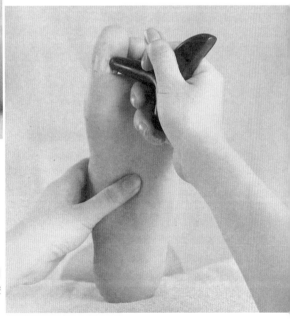

3 从上往下刮按大脑反射区。按摩此反射区，能有效改善产后抑郁引起的头晕、头痛等不适。

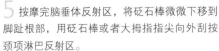

5 按摩完脑垂体反射区，将砭石棒微微下移到脚趾根部，用砭石棒或者大拇指指尖向外刮按颈项淋巴反射区。

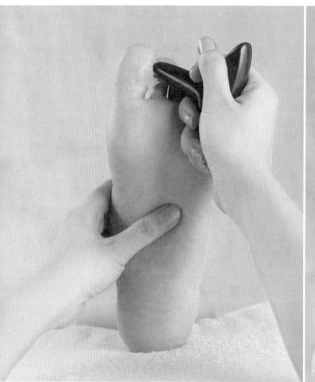

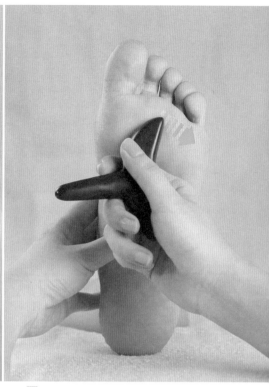

6 从上往下刮按大脚趾趾腹外侧的三叉神经反射区，可调理产后抑郁及头疼、头昏等症状。

7 由内而外平缓刮按肺反射区，可以调理气血，增强身体的循环能力。

TIPS

1. 手部和耳部的肝反射区也要兼顾。手部的肝反射区（见右图）在生命线与智慧线之间，食指与中指指缝竖直向下的垂线所围成的三角区域内。按摩时，把手心向上置于胸前，用另一只手的拇指从前往后推按。

在耳朵上的肝、顶、甲状腺反射区（见右图）贴上耳豆，经常按摩，三天以后，再换另一边耳朵，慢慢调理。

2. 对于产后抑郁的人来说，反射疗法能起到辅助的作用。但心病还需心药医，要多跟人聊聊天，或者学着换位思考。

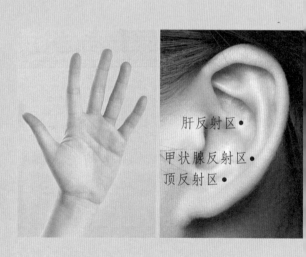

肝反射区•

甲状腺反射区•
顶反射区•

妊娠斑

妊娠斑是怀孕期间面部出现的一种色素沉着斑，属于正常的生理变化，一般不用治疗。生完孩子以后，斑点会慢慢淡掉。但是，有的妊娠斑很长时间不消退，留有淡淡的茶色痕迹，这通常跟肝脾不调有关。

反射区列表

肝、脾。

1 一手扶住右脚脚掌，一手握砭石棒，自下至上刮按肝反射区。按摩时可稍微用力，促使肝脏把体内的毒素排出来。

TIPS

1. 血海穴（见右图）是活血化瘀的要穴，每天坚持用指腹按揉血海穴2~3次，每次3~5分钟，以被按摩部分酸胀为度，可以淡化脸上的妊娠斑。

2. 取等量白及、白芍、白芷，研成粉末，用蜂蜜调成糊状，当面膜贴，20分钟以后洗掉，也能很好地淡化妊娠斑。

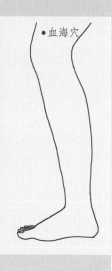

•血海穴

2 点按位于左足底的脾反射区，经常刺激此反射区，可增强身体免疫力。

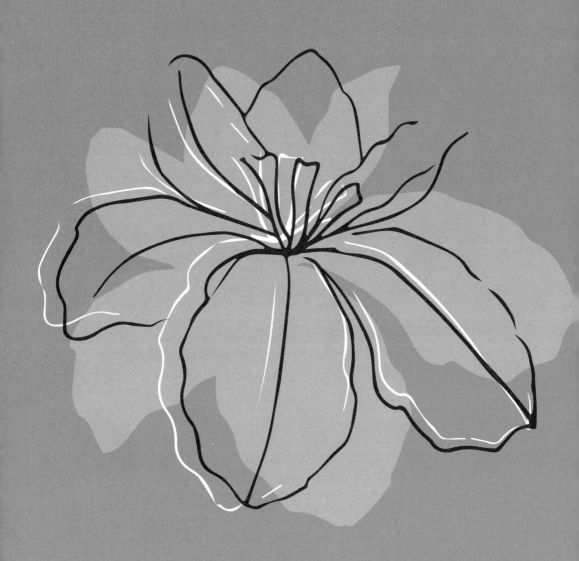

CHAPTER

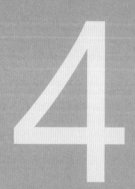

芳华依旧如初：
抗衰老保养法

将孩子养育成人，让父母安享晚年，仿佛一转眼，我们就人过中年，容颜已不似年轻时娇嫩，身姿也有了岁月的痕迹，然而手到之处，依然可以花枝春满、天心月圆。

顺应身体，更年期没有想象的可怕

人到中年，身体仿佛变成了敌人，开始和自己作对。以前很和善的一个人，变得莫名爱发火、抑郁、偏执，好像突然失去了对情绪的控制。身体也慢慢不听自己使唤了，时不时出现心悸、头晕、水肿、腰酸腿软的症状。

开启这些烦恼的正是女性人生中一个特殊阶段——更年期。女性到了更年期，由于卵巢功能衰退，激素水平发生明显变化，内分泌系统失去了失衡，生理机能也明显下降，随之带来的是各种大大小小的毛病。很多年轻时候没有的病痛，也慢慢出现了。

我调理过很多这个年龄段的女性，有的是甲状腺问题，有的是偏头疼，有的是抑郁症。其中有一位特殊的患者。2013 年我到迪拜，当地一位王妃患有肩周炎，肩膀很不舒服，胳膊也抬不起来，她试过推拿、按摩、刮痧，但一直没有痊愈。她听说我在迪拜，就请我过去为她调理。

我当时没带工具，只能就地取材。我要了一个不锈钢勺子、一些橄榄油，在她脚上的肩关节、斜方肌等反射区做常规按摩，接着在天宗穴、膈俞穴等体穴上做，然后在她的颈肩部、斜方肌处刮痧。不一会儿，刮出紫痧，她的肩膀也就松快了。

给她调理完，我忍不住想，身为王妃，所接受的保养和医疗应该够好了吧，可一旦跨入更年期，照样会被病痛侵扰。可能这就是很多女性朋友害怕衰老的原因之一。

其实，我们的身体就像一台长时间运转不停的机器，经常使用的部件迟早会出现损耗。这种随着年龄增长出现的身体老化是无可奈何的自然规律，吃什么灵丹妙药也很难逆转。我的建议是，把自然产生的毛病交给自然的方法来解决。

反射区是人身上的一种自然的存在，按摩也是自然的手法。您按压相应的反射区，这个信号通过人体神经的反射弧传递到目标位置，就能激活目标位置与生俱来的自愈力。打个比方来说，我们站在门外按下门铃，您在屋里听见了就知道有客人来，得准备准备，把房间打扫干净了。反射疗法就是这么个原理。您经常去刺激脚上的反射区，五脏六腑"听见"了，它们就知道："哦，我该调动抵抗力和自愈力来调理一下了。"经常保养一下，修补一下，人体这台机器磨损得也会慢一些。

我想告诉大家，衰老不可怕，可怕的是任由衰老横行。年龄增长固然会带来种种变化，情绪变急了、消化变慢了、行动变重了，还有常伴有胸闷气短、心悸耳鸣等种种不适，但好在它们都能通过自然疗法来缓解、来适应。您顺应了身体的变化，主动进行一些补救，能让我们的身体加速适应年龄带来的转变，当身体各项指标重新归于稳定，自然又会成为一片风调雨顺的土壤。

顺应天时，变老不是衰弱的开始

《黄帝内经》曾记载"怒伤肝、喜伤心、忧伤肺、思伤脾、恐伤肾"。有一些中老年女性经常觉得身体不适，其实和情绪有很大关系。人过半百，难免会经历各种坎坷，再加上更年期激素变化带来的影响，脾气性情变得急躁，遇到的不顺一下子演化成种种委屈、郁闷，堵在心头。

我原先有一位邻居，和家人发生了一些矛盾，暴怒之下吵了起来，吵完以后气一点没消，最后反映到了身体上。她找我诉苦说："我的嘴苦死了，胸胁还疼。"我想她可能是胆汁出来了。我给她点按脚背上的肋骨反射区，还给她做了针灸，又让她吃了点疏肝调气的药，这样调理了一段时间，她才好转。可见，情绪伤身的后果真是严重啊！

我做的调理能帮她消解一些身体上的不舒服，但不良情绪还是得她自己来化解。如果化解不开，憋在心里，就很容易造成肝郁。肝郁则气滞，这样的人气血循环就差，五脏运行也不畅，爱生病、老得快。

也有一些中老年人是"主动"闹情绪，她们自从更年期开始，就喜欢把"我更年期，我不舒服"挂在嘴边，其实，她们是想引起家人的关注。但这种把自己放在弱势的位置，不断强调"自己有病"的做法，我是不赞成的。如果还不知道自己有没有病，就先给自己"确诊"了，这不是还没战斗就投降了吗？

而且久而久之，不少人的身体真的越来越差了。一些慢性病都找上门了，什么高脂血症、高血糖、高血压、痛风等，有的还得了好几种，怎么办呢？大多数人都是习惯性地吃药控制指标。

对于这些疾病，吃药虽然能把指标控制在正常范围，但肝、肾等器官的功能也会相应地受到损伤。而且长期服药，还会让身体产生依赖性，最终的结果就是身体失去自我调节的能力，全面显示出老迈与衰败之色。

我认为，如果身体确实到了必须吃药控制的程度，那还是应该遵医嘱按时服药，但如果只是指标偏高，我们则可以考虑用反射疗法让它不要继续恶化。

之前有一位美籍华人回国探亲时痛风发作，找我帮她看看。我在做反射区的时候，摸到她的糖代谢区有疙瘩、条索等阳性物，一问，果然血糖偏高。我就去拿了茶具里的闻香杯，在她的小腿内侧拔罐，双腿各拔了三个。我告诉她，回去以后经常要在这里拔罐或按揉，可以防止血糖升高。她回美国以后，按照我教的这个方法隔三岔五给自己调理，血糖一直很稳定。

作为一个八十多岁的老人，可以说我已经经历了很漫长的一段人生，但每个见到我的人都会真诚地感叹：杨老，您怎么一点也不显老啊！您是怎么保养的啊？我想告诉大家，心态非常重要。首先，不要因为年纪渐长而把自己置于弱者的位置；其次，接受自己身体机能正在逐渐衰退的事实，积极采用更加自然、温和的方式延缓它。改变自己能改变的，接受自己不能改变的，只有这样，年老才不会快速坍缩成衰老。

很多女人在这样的忙忙碌碌中度过了自己的年华，将孩子养育成人，让父母安享晚年，转眼，自己也到了晚年。对于女性来说，在盛年时保持轻盈的年轻态，老去时不让身体显现衰败，就是度过了美丽、健康的一生。

Health Care 1
更年期综合征

更年期综合征是卵巢功能衰退引起内分泌失调和自主神经紊乱而出现的一系列症状。常表现为出汗、面部潮红、心悸不安、失眠乏力、头晕目眩，甚至忧郁孤僻、多疑妄想、易激动。除此以外，很多女性还伴有腰酸腿软、水肿便溏等表现。

反射区列表

甲状腺、失眠点、失眠腺、前额、大脑、小脑脑干、脑垂体、心脏、脾、肝、胆、胃、胰、十二指肠、盲肠阑尾、回盲瓣、大肠。

1 一手握住脚掌，一手用砭石棒从下向上推按甲状腺反射区。甲状腺是人体最大的内分泌器官，建议有更年期综合征的朋友经常按摩甲状腺反射区。

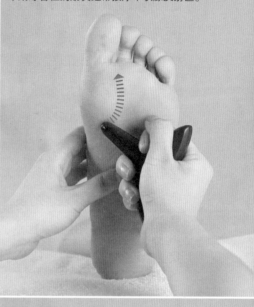

2 失眠点，又叫安眠特效点，位于足跟前部正中偏内侧。每天用砭石棒点按此处，可有效改善睡眠质量。

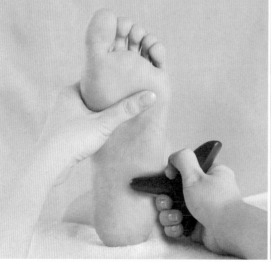

3 失眠腺是脚上的另一个安眠特效点，它位于小脚趾根部的横纹处。按摩时，用砭石棒顶住脚趾根部的一端，按图示方向刮按。

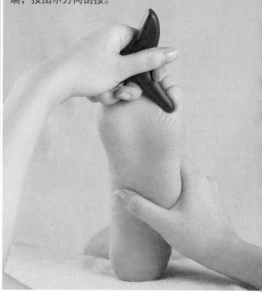

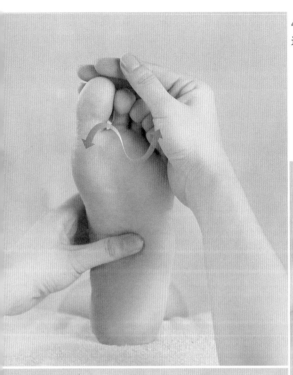

4 用手掌将五个脚趾攥在手中不停地团揉，
这样可以简单而又完整地刺激前额反射区。

5 从上往下刮按位于大脚趾顶端的大脑反射区，
可以减轻脑部压力，放松身体，改善头晕、头痛等
不适。

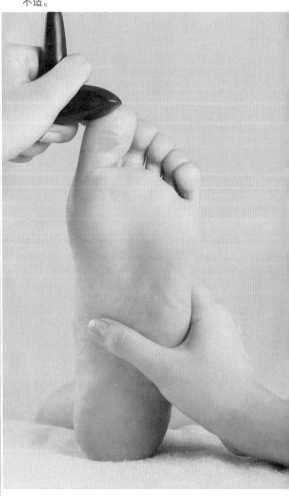

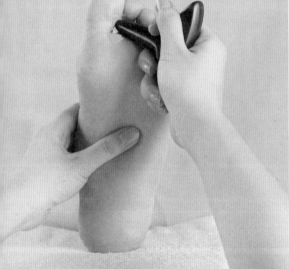

6 用砭石棒从上向下刮按小脑脑干反射区，
能增强脑部供血。

7 用砭石棒点按位于大脚趾趾腹中央的脑垂体反射区，或用指甲竖着掐按此处，可以调理内分泌，提高人体免疫力。

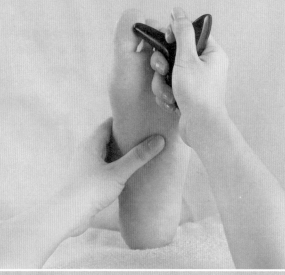

8 从下向上推按心脏反射区，力度要根据被按摩者的心脏健康状况由轻到重。经常按摩此反射区，可以调理更年期女性心脏供血不足、胸闷、心悸等症状。

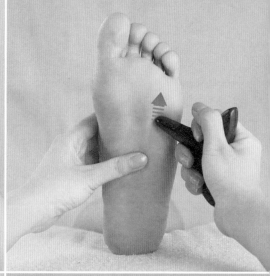

9 点按位于左足底的脾反射区，也可以顺时针旋转砭石棒，刺激脾的运化功能，改善消化不良、贫血等症状。

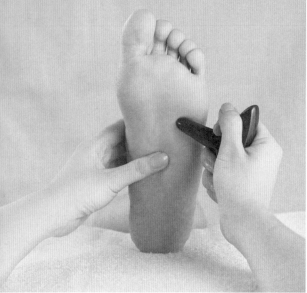

10 肝、胆反射区（右足底）通常一起调理。用砭石棒从下向上推按肝反射区，推到胆反射区时做点按刺激。

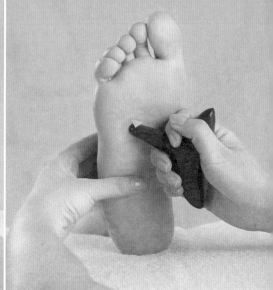

11 从上向下依次刮按胃、胰、十二指肠三个反射区，□以提高人体的消化吸收能力。胃下垂患者应采用从下向□的刮按方式，且应在餐后平卧半小时后再进行活动。

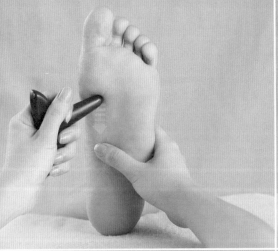

12 点按位于右脚脚掌跟骨前缘外侧的盲肠阑尾反射区。

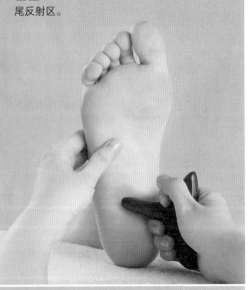

13 以同样的方式在回盲瓣反射区做点按刺激。

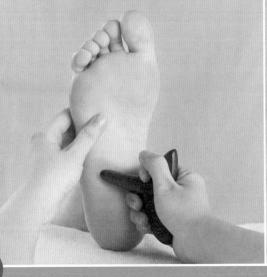

14 顺时针推按左脚的横结肠、降结肠、乙状结肠、直肠反射区和右脚的升结肠、横结肠反射区。最后，点按位于左脚的肛门反射区。

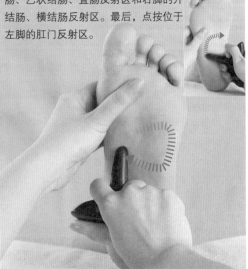

PS 按摩足部反射区搭配泡脚，调理更年期综合征的效果会更好。具体做法是取柴胡、白芍、香附各15克，枳壳、郁金香各30克，陈皮、木香各9克，然后加适量的水，煮沸15分钟，趁温热的时候泡脚15~20分钟，每天泡一回，两天用一剂药。一般十天后就能见到效果。

Health
Care 2

耳鸣

耳鸣是指在没有受到任何外界刺激的情况下，耳内产生异常声响。常表现为耳内出现各种声响、噪声，给正常生活带来很多不便。中医认为中老年人耳鸣多因肾气虚所致，日常注重强肾补气才能事半功倍。

反射区列表

耳、脑垂体、前额、大脑、肾、肾上腺、脾。

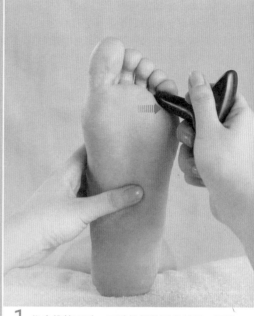

1 依次推按四趾、五趾根部的耳反射区，可强化耳部神经。

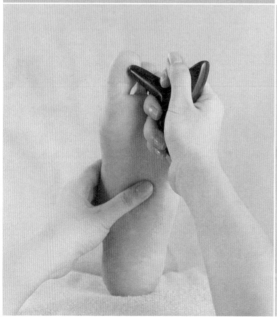

2 点按大脚趾趾腹正中央的脑垂体反射区，可调理人体内分泌失调。

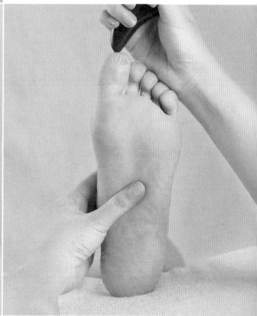

3 依次横向刮按位于五趾顶端的前额反射区，可缓解五官疾病。

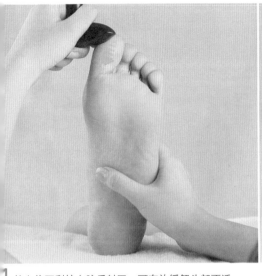

4 从上往下刮按大脑反射区，可有效缓解头部不适。

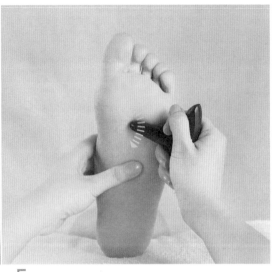

5 从上至下呈半圆形刮按脚掌中央的肾反射区。

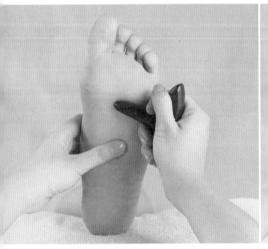

6 点按肾上腺反射区，刺激此反射区可使身体产生各种肾上腺素，进而产生多种歧化酶，提高人体免疫功能。

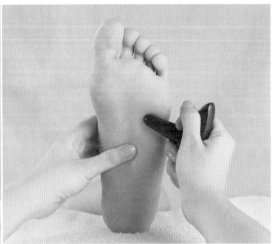

7 点按位于左足底的脾反射区，有利于增强身体消化、吸收和运输能力，可提高身体抵抗力。

S

1. 鸣天鼓手法。具体做法是：把双手劳宫穴所对应的区域覆于双耳上，用食指轻轻弹击头后部，敲20～40下，敲击时力度不可过大。经常性的轻轻敲打能防治头痛、头晕、颈椎病、耳聋、耳鸣等。注意，有中耳炎或鼓膜穿孔者不适合使用此法调理。

2. 多食用枸杞、芝麻、山药、核桃、栗子、海参、鲈鱼、猪肾等具有补肾功效的食物。

Health Care 3

偏头疼

更年期女性由于激素水平的变化，容易出现偏头疼，从中医来说，可能是胆经瘀堵造成的。一般表现为一侧头部搏动性剧烈疼痛，也可能是两侧头部疼痛，有时还伴有两侧肋骨疼。

反射区列表

胆。

一手扶握右脚脚掌，一手用砭石棒在胆反射区做点按刺激。按摩此反射区，可以疏通胆经。

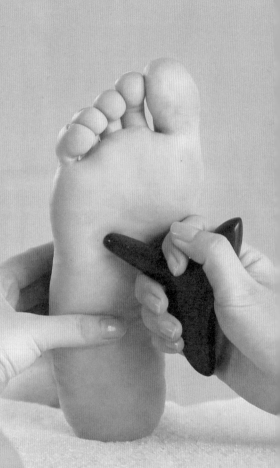

TIPS

推按小腿上的胆囊穴，或者用达摩锤敲打胆囊穴可以缓解因为胆经瘀堵造成的偏头疼。如果此处有瘀阻，敲的时候会感觉疼，皮下可能有出血点。出现这种情况不用担心，这些皮下出血会被血管自行吸收。

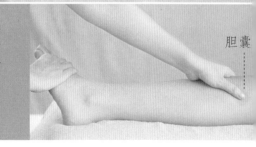

胆囊

反射区列表

甲状腺、甲状旁腺、脑垂体、大脑、前额、肾、肝、肺、脾。

Health Care 4
甲亢、甲减

有更年期综合征的女性由于内分泌失衡容易出现甲状腺问题。如果是甲亢，常表现为食量增多，体重却持续下降，甲状腺肿大，眼球凸出，并伴有烦躁、心悸、失眠。如果是甲减，则表现为食量减少，易发胖，并伴有嗜睡。

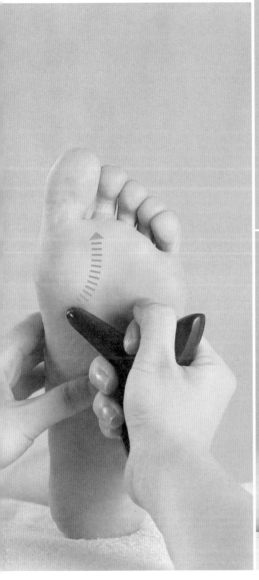

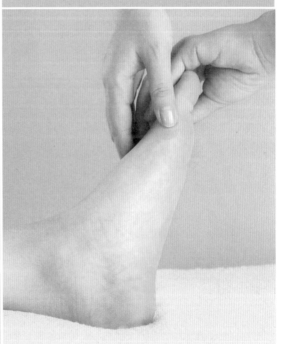

经常刺激甲状腺反射区，可预防并调理因内分泌失调引起的甲亢、甲减等病症。按摩时从下至上推按，若推至三分之一处觉察有肉疙瘩等阳性物，为正常现象。

2 用拇指在甲状旁腺反射区做点按刺激。可调节体内钙磷平衡，调理因甲状旁腺机能低下引起的筋骨酸痛、骨质疏松。

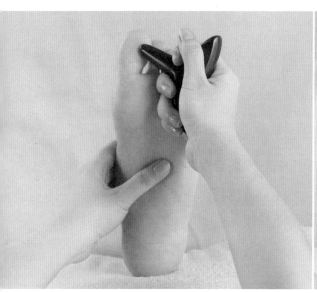

3 用砭石棒点按或者用指甲掐按脑垂体反射区，有调理内分泌的功效。

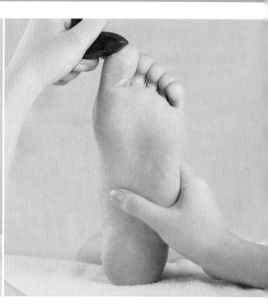

4 从上往下刮按大脑反射区。刮按时，若未发现异常状况，可稍微用力，以保证调理效果的充分发挥。

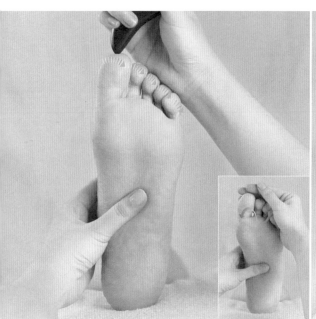

5 先横向刮按大脚趾前端的前额反射区，接着依次刮按其他四趾前端的前额反射区。随后把五个脚趾攥在手中不停地团揉，这样可以简单而又完整地刺激前额反射区。

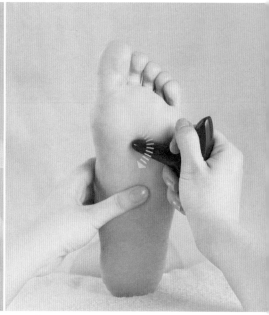

6 从上向下沿半圆形弧线刮按肾反射区，可以增强肾脏功能。

复元力：
女性全生命周期元气修复方案

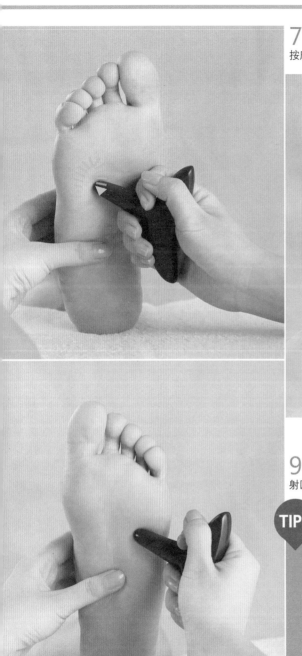

7 肝反射区位于右足足底第四、五跖骨之间，按摩时，从下至上刮按。

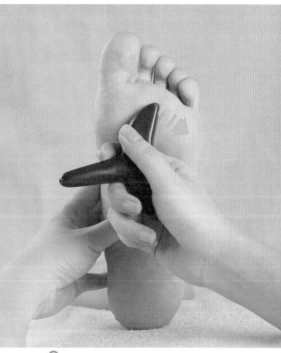

8 由内向外横向刮按肺反射区。

9 点按位于左足底的脾反射区。经常按摩此反射区，可提高机体的免疫力。

TIPS

1. 甲状腺有问题的人可能伴随出现甲状腺结节，这时可以把云南白药加醋调成糊状，贴敷在颈部及脚下甲状腺反射区，贴12小时揭下，过12小时再贴另一剂。因醋透析性强，对皮肤有伤害，长期使用时，可换用蜂蜜和香油调和药物。

2. 调理甲状腺结节时，还可内服保险子（每瓶或每盒云南白药中都有一粒红药丸叫保险子，每日清晨空腹服用1粒），服用时忌吃鱼、虾、蚕豆。

Health Care 5
淋巴结肿胀

淋巴结肿胀多是机体被细菌、病毒感染，或存在肿瘤疾病造成的，常见于颈部、腋下、腹股沟及踝关节淋巴部位，表现为淋巴结明显肿胀，可伴有发热、疼痛等症状。淋巴结是人体重要的免疫器官，维持其健康有利于排除毒素，净化身体。

反射区列表
颈部淋巴、气管、食道、咽喉、胸淋巴、上下身淋巴、脾、肾上腺、颈项。

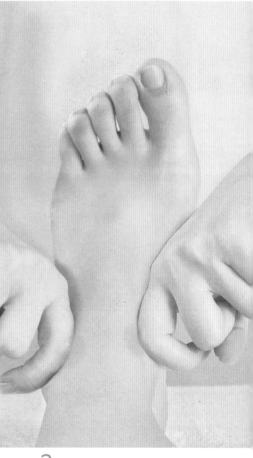

2 双手食指指关节匀力点按上、下身淋巴反射

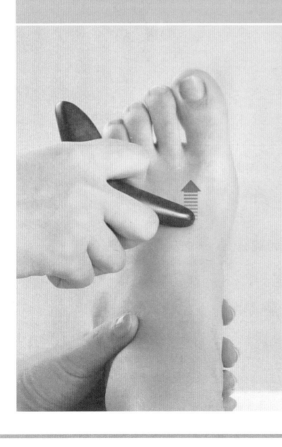

1 按摩时，先点按双足足背、足底各趾蹼间的颈部淋巴反射区，然后沿足跟至足趾方向全面推按气管、食道、咽喉、胸淋巴反射区。

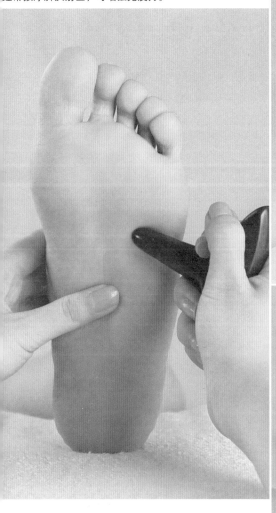

4 用砭石棒或拇指指腹点按肾上腺反射区。

3 点按脾反射区（左足底）。脾是身体最大的免疫器官，经常按摩脾反射区，可增强免疫力。

5 大脚趾根部横纹处即为颈项反射区。按摩时，用右手的食指和中指夹住大脚趾根部后，向大脚趾内侧旋转食指和中指，旋转至颈项反射区时，点按并提拉。

Health Care 6
咳嗽

咳嗽是呼吸系统疾病的主要症状，常见病因有咽喉炎、气管炎、支气管炎、肺部感染及异物、过敏等。随着年龄增长、免疫力下降，咳嗽发病率随之上升。

反射区列表

气管、食道、咽喉、胸淋巴、肺、支气管、肾上腺、脾、上下身淋巴。

1 气管、食道、咽喉、胸淋巴反射区紧密相连成一块较大的反射区域，按摩时，沿脚掌面至趾缝方向全面推按这四个反射区。

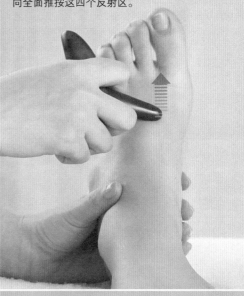

2 由内往外全面刮按肺反射区。经常刺激肺反射区，可预防咳嗽、气喘、肺炎等呼吸道疾病。

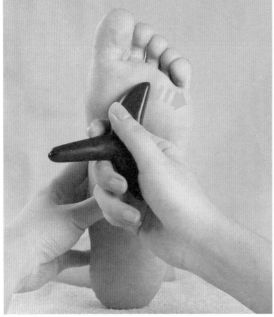

3 双手拇指由肺反射区推按至支气管反射区。刺激肺反射区的同时配合刺激支气管反射区，可强化肺部功能。

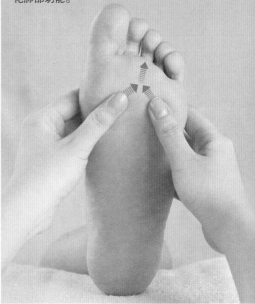

4 点按肾上腺反射区，刺激产生肾上腺素，缓解炎症。

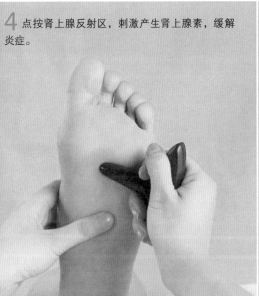

5 点按脾反射区（左足底），可增强身体免疫力。

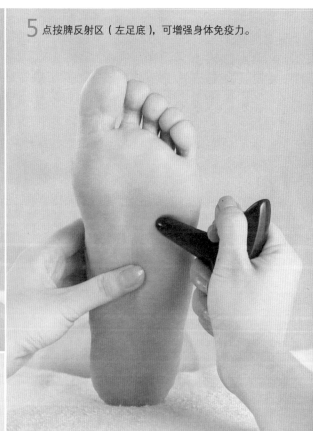

6 上、下身淋巴反射区分别处于双脚外踝骨、内踝骨前下方的凹陷处，按摩时，用双手指关节匀力点按即可。

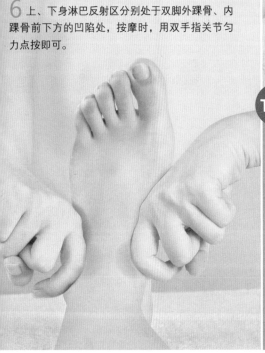

TIPS

1. 经常按摩小腿与足背交界处横纹的中央凹陷位置的解溪穴（见右图），对于止咳、定喘有一定的辅助功效。

2. 如果咳嗽较为严重，可用手蘸水拍打肺经。

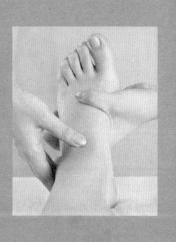

Health Care 7
气闷、胸闷、呼吸不畅

气闷、胸闷、呼吸不畅可能是空气不流通引起的，也可能是心脏或者肺功能失调引起的。这些症状属于人体器官发生病变的早期症状之一，心肺功能较弱的人千万不要忽略这些重要信号。

反射区列表

心脏、肺、气管、支气管、肝、大肠（升结肠、横结肠、降结肠、乙状结肠、直肠）。

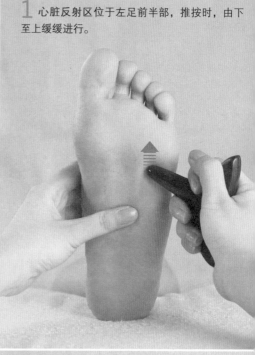

1 心脏反射区位于左足前半部，推按时，由下至上缓缓进行。

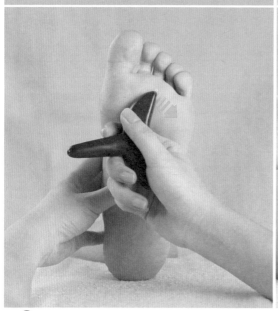

2 由内往外缓缓刮按肺反射区。经常刺激肺反射区，可调理气喘、咳嗽、肺部及呼吸道不适。

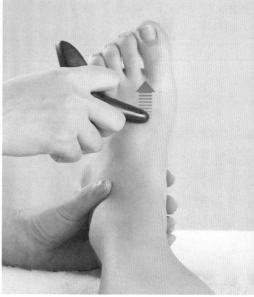

3 气管反射区位于双脚背第一、二跖骨缝隙，并可延伸到第一、二趾骨根部的区域。按摩时，可沿脚面至脚趾方向推按。

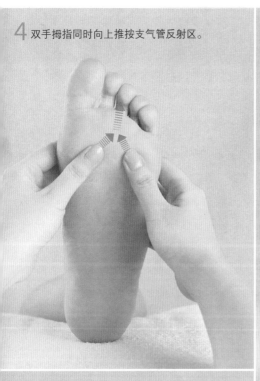

4 双手拇指同时向上推按支气管反射区。

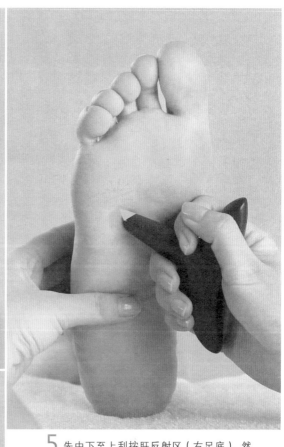

5 先由下至上刮按肝反射区（右足底），然后点按胆反射区，这两个反射区通常需要一并调理。

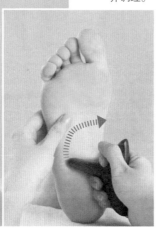

6 按照顺时针方向，先推按位于左足底的横结肠、降结肠、乙状结肠和直肠反射区，再推按右足底的升结肠、横结肠反射区。

Health Care 8
心悸

心悸大多发生于情绪激动或者运动的情况下，常见表现有心动过速、窦性心律不齐、心慌等，患者自我感觉心中悸动、惊惕不安。

反射区列表

心脏、前额、大脑、脑垂体、降压线、甲状腺。

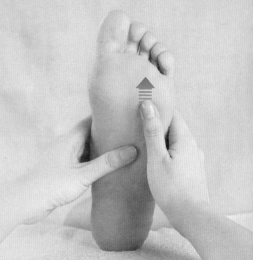

1 由下至上推按心脏反射区（左足底）。推按时，力度应由轻到重，逐渐加强。

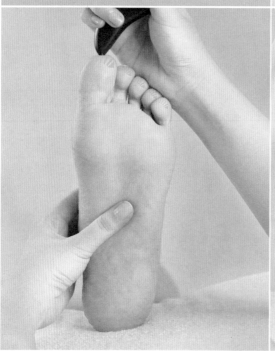

2 按照同一方向分别刮按位于五个脚趾前端的前额反射区。

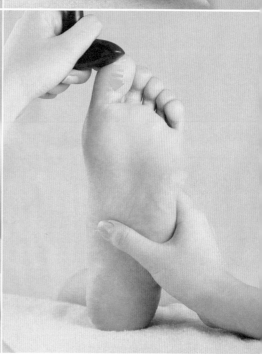

3 从上往下刮按大脑反射区。刮按时，若未发现异常状况，可加大力度，增加次数。

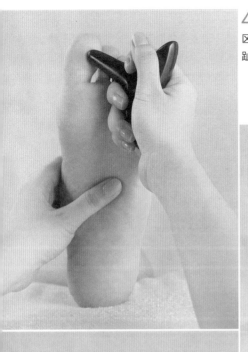

4 脑垂体是人体九大系统的司令官，经常刺激这一反射区，对九大系统功能的调理很有功效。按摩时，找准大脚趾趾腹中央的位置进行点按。

5 由上至下刮按与双足大脚趾根部第二条横线中点处垂直交叉的脚底降压线。

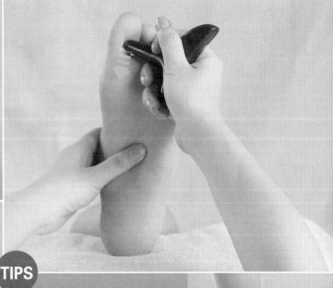

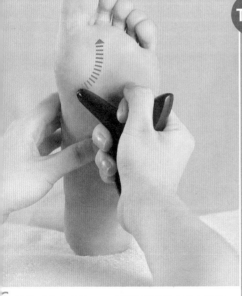

TIPS

1. 对左手大鱼际（见右图）进行强刺激，即用指尖对左手第一掌骨骨缝处用力回叩9下。刺激的过程中注意被按摩者的手与心脏同高。

2. 耳廓背面，由上方斜向下方游走至耳廓与头部相交处的点状凹陷处，即为降压沟，按摩这一区域也有很好的降压效果。

3. 取吴茱萸30克与生姜3克，研末，用酒炒热包于患者脚心处，每日一次，可辅助调理心悸。

6 推按甲状腺反射区，可预防并调理由于内分泌失调所引起的头疼头晕、心慌失眠等病症。

Health Care 9
胃部不适

胃部不适多表现为胃疼、胃胀、恶心或者吐酸水，这些症状可能是胃本身的问题引起的，也可能是食道问题引起的。按压反射区可初步判断病因：按压贲门反射区有阳性物或痛感，通常是食道出了问题，而按压幽门反射区有痛感说明可能存在胃溃疡和十二指肠溃疡。

反射区列表

脾、胃、十二指肠、肾上腺、食道、脑垂体。

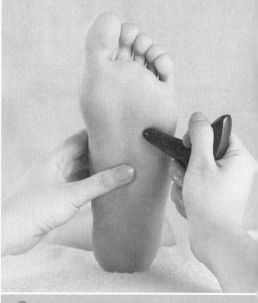

1 一手扶握左脚脚掌，一手握住砭石棒，点按脾反射区。按摩此反射区有利于增强身体消化、吸收和运输能力。

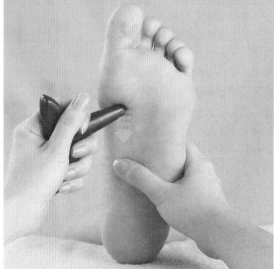

2 用砭石棒由上至下刮按胃、十二指肠反射区，可缓解胃痛、胃胀、胃酸等胃部不适，对食欲不振、消化不良也有很好的效果。

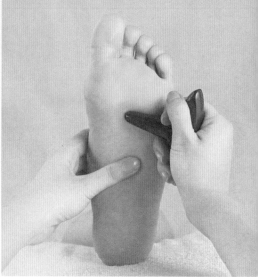

3 点按肾上腺反射区，可使身体产生各种肾上腺素，进而产生多种歧化酶，提高人体免疫功能。

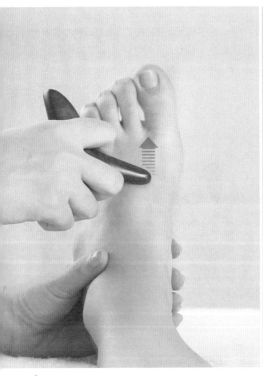

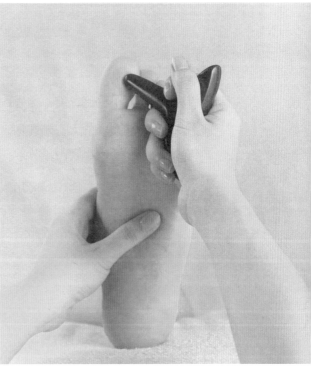

4 沿脚面向脚趾方向全面刮按位于足背第一、二趾骨下方的食道反射区。

5 把砭石棒放在大脚趾趾腹中央，点按脑垂体反射区，也可以用指甲竖着掐按此处，有不错的效果。

1. 自测：耳朵上有条棱儿，如果这个棱儿长得很短，到第一道线（见右图）断开了，这是萎缩性胃炎的表现。如果这个棱儿很长，一直到第二道线（见右图）了，这是浅表性胃炎的表现。

随后您再去按压耳朵上的反射区，如果某个反射区出现疙瘩、肿块等阳性物或有疼痛的感觉，那么可能是它对应的部位出现了问题。比如，按贲门、食道反射区（见右图）时有痛感，食道可能有问题；如果幽门反射区（见右图）有痛感，可能有胃溃疡或十二指肠溃疡。

2. 反射疗法配合艾灸调理胃病，效果会更好。我们可以在中脘、建里这两个穴位上进行艾灸，对调理消化道不适有疗效。

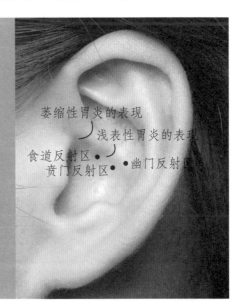

萎缩性胃炎的表现
浅表性胃炎的表现
食道反射区
贲门反射区　幽门反射区

Health Care 10
胃下垂

　　胃部从正常位置下降到盆腔，称为胃下垂。多发于比较瘦弱的人，尤其是老年人。胃下垂会引发腹胀、腹痛、上腹不适，以及恶心、呕吐、便秘等消化系统症状。

反射区列表

胃、胰、十二指肠、脾、食道、小肠、盲肠阑尾、回盲瓣、大肠。

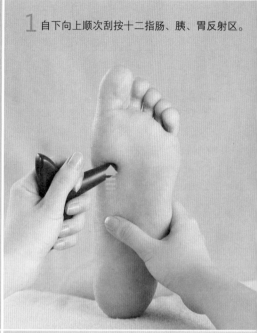

1 自下向上顺次刮按十二指肠、胰、胃反射区。

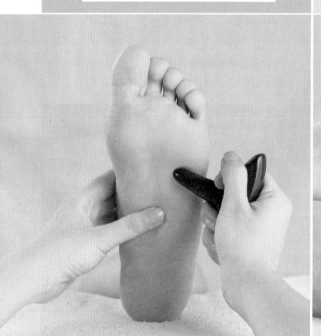

2 脾反射区位于左足中部第四趾下方、心脏反射区下方1厘米位置处。每次点按3~5下，可有效改善胃下垂。

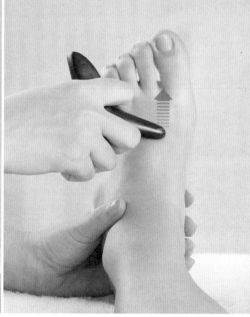

3 食道反射区位于足背第一、二趾骨下侧，紧挨气管、咽喉、胸淋巴发射区。按摩时，这四个反射区依次全面刮按。

用四指指关节从上而下刮压小肠反区，要注意用力均匀。按摩此反射区，以缓解小肠胀气、打嗝等不适，还可调理慢性肠炎、营养不良所致的疾病。

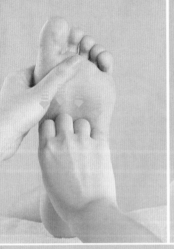

5 点按右脚的盲肠阑尾反射区。

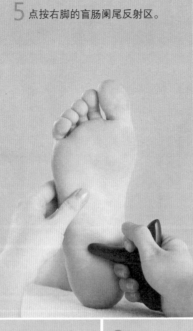

6 以同样的方式在回盲瓣反射区做点按刺激。

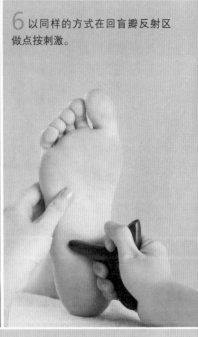

7 按照顺时针方向推按左足底的横结肠反射区、降结肠反射区、乙状结肠与直肠反射区。

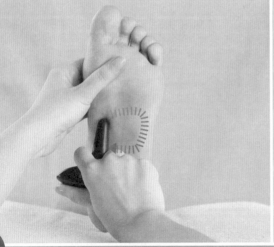

8 依次从下往上推按升结肠反射区，从左往右推按横结肠反射区，最后点按肛门反射区（左足底）。

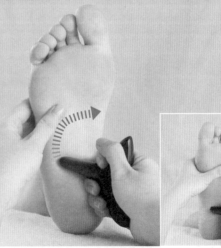

1. 根据胃下垂的特点，按压式要向上着力（从下往上推），防止胃部向下拉伸。

2. 对于非常瘦弱或已患胃下垂的患者，不可饭后立即运动，用餐后应平卧30分钟后再走动。

Health Care 11

腹泻

　　一般因为着凉或者饮食不卫生所致，常伴随腹胀腹痛，严重时可能引起脱水。有些气血虚的老年人经常在清晨四五点钟出现腹泻，又称为"五更泻"。

反射区列表

胃、胰、十二指肠、小肠、大肠、腹腔神经丛、下腹部。

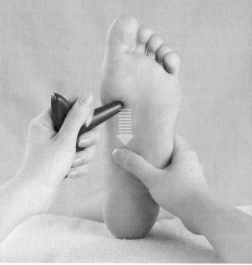

1 胃、胰、十二指肠三个反射区从上而下依次相连，按摩时，由上至下刮按即可。

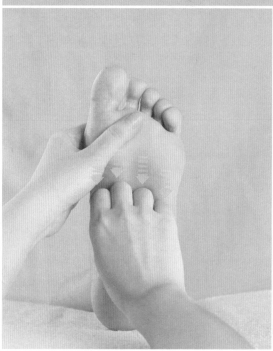

2 用四指指关节由上至下刮压小肠反射区，刮压时要注意力度的均匀。

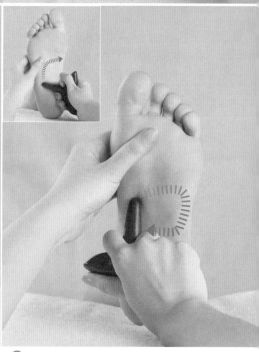

3 刺激大肠反射区，可有效缓解腹痛、腹泻。按摩时按照顺时针方向推按该反射区。

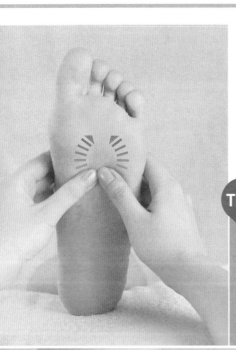

4 双手拇指置于腹腔神经丛起点处，按图示方向
按摩 3 ~ 5 下。若病症严重，可适当增加按摩次数。

TIPS

1. 注意排除患肠粘连、肠套叠的可能性。若长期腹
痛、腹胀，应及时去医院做相应检查。

2. 腹泻，可用筷子敲足跟腱偏内的疼痛敏感点（位
于足跟部 1/2 处稍偏足内侧位置），一般敲击 18 下左右
即可有效止泻。

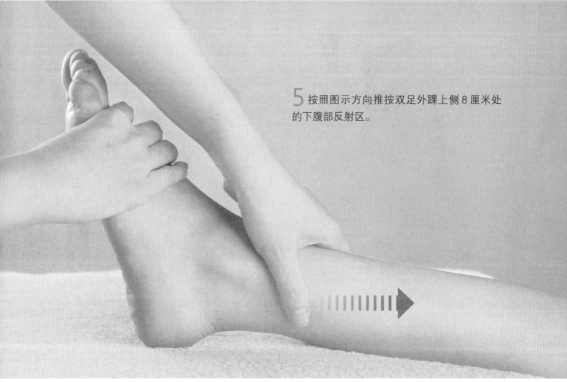

5 按照图示方向推按双足外踝上侧 8 厘米处
的下腹部反射区。

Health Care 12

胆结石

胆结石是一种常见的消化系统疾病，多表现为胆绞痛、上腹隐痛，疼痛经常在凌晨1~3点发作。

反射区列表

肝、胆、脑垂体、胃、十二指肠、小肠、大肠、胆囊特效区。

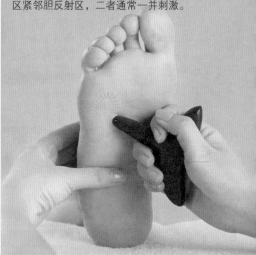

1 手持砭石棒对胆反射区（右足底）做点按刺激，可以调理胆囊炎、胆结石以及其他胆部疾患。肝反射区紧邻胆反射区，二者通常一并刺激。

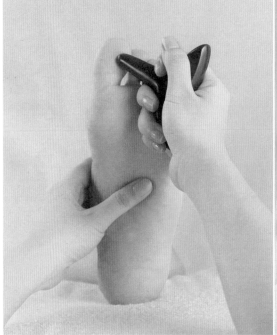

2 点按大脚趾趾腹中央的脑垂体反射区，可改善人体九大系统机能，促进胆汁分泌，达到调理胆结石的目的。

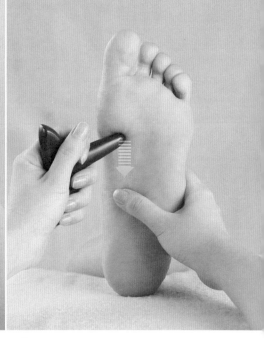

3 用砭石棒自上而下依次刮按胃、十二指肠反射区。胃下垂患者要采用自下而上的刮按方式，也可用点按的方法进行调理。

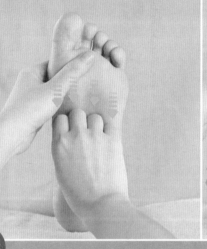

4 用四指指关节从上而下刮压小肠反射区，要注意用力均匀，这比用工具刮压更到位。

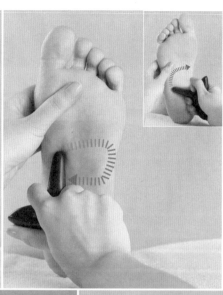

5 按照顺时针方向，依次推按位于左脚的横结肠、降结肠、乙状结肠、直肠反射区和右脚的升结肠、横结肠反射区。

1. 自测：推按小腿外侧的胆囊穴（见下图）及其附近两寸左右的位置，如果感觉疙疙瘩瘩的，或者有沙砾状、条索、硬结等异物，说明胆可能出现问题了。

2. 注意：应随时了解结石大小。如果结石接近 0.6 毫米，不要对其进行强烈刺激，因为胆总管直径只有 0.5 毫米，结石大小接近胆总管直径，容易卡在胆总管上。

3. 每天晚上泡完脚后，在小腿涂上按摩油，从阳陵泉穴（见下图）往下推，找到最疼的地方用力按，两条腿各做 36 下。坚持推按一段时间，等把这个地方的沙砾状、条索、硬结等异物推没了，感觉不疼了，胆就没什么问题了。

4. 每天用适量金钱草泡水，代茶饮。

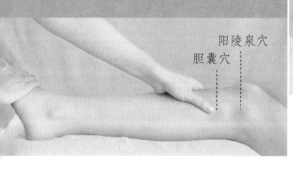

阳陵泉穴
胆囊穴

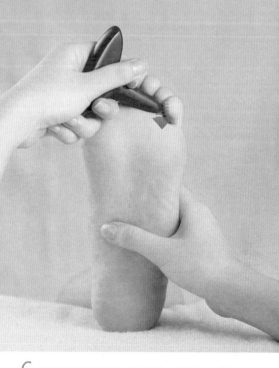

6 胆囊特效反射区位于左脚第四趾侧面，按摩这里可以有效调理胆结石、胆囊炎、胆囊息肉等胆部不适，按摩时朝着一个方向推按即可。

Health Care 13
肩周炎

肩周炎又称五十肩，主要症状是肩部阵发性或持续性针扎样疼痛，夜间加重，肩关节活动受限。其病根不在肩部，而是寒气入侵造成肩胛骨处肌肉粘连引起的。

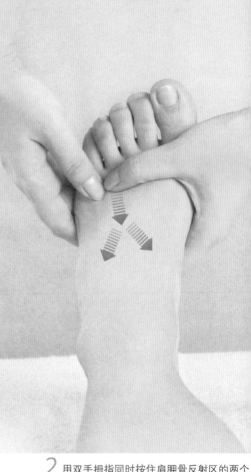

2 用双手拇指同时按住肩胛骨反射区的两个起点，从足趾向足跟方向均匀用力推按。

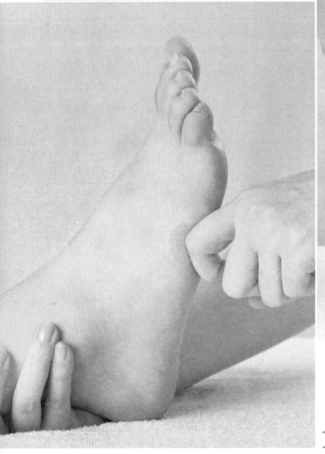

1 用食指指关节点按肩关节反射区。

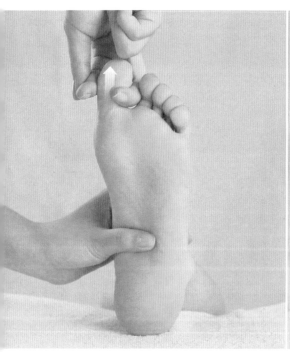

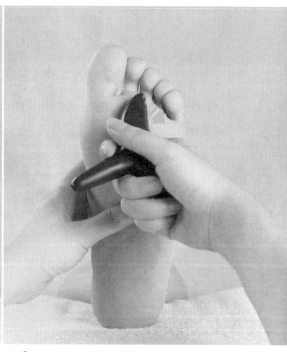

3 用食指和中指夹住脚趾根部，向大脚趾内侧旋转，旋转到脚趾内侧时，点按并抻拉脚趾，如此就能刺激颈椎反射区。

4 刺激斜方肌反射区，可有效调理颈肩不适。按摩时，由内往外全面刮按即可。

PS

   1. 在两肩的肩井穴（见右图）拔罐15分钟，将淤积在肩部的寒湿之毒拔出，可有效缓解肩周炎。

   2. 按摩位于背部肩胛骨中央呈左右分布的天宗穴（见右图），和背部第7胸椎棘突下旁开1.5寸的膈俞穴（见右图），也能舒缓肩周炎。

   3. 热敷肩部也是舒缓疼痛的好办法。取一个布包，干净的袜子也行，装上一些大粒盐，缝好。每天晚上用微波炉加热一下，睡觉的时候放在枕头跟褥子之间的空隙当中。不建议用暖水袋替代。

   4. 泡脚也能缓解肩部不适。取伸筋草、透骨草、桂枝各30克，艾叶50克，加1.5千克清水，煮沸10分钟，待温热后泡脚15～20分钟。两天换一次药，一天泡两次。

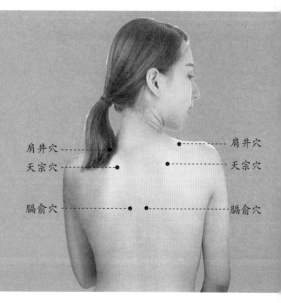

肩井穴 ------   ● ------ 肩井穴
天宗穴 ------   ● ------ 天宗穴

膈俞穴 ------   ● ------ 膈俞穴

Health
Care 14
腰酸背痛

　　腰酸背痛是女性在绝经后经常出现的不适，多是体内缺钙造成的。主要表现为腰背部疼痛、酸涩、腰部活动受限，严重时还会导致腿脚不灵便。

反射区列表
脊柱（胸椎、腰椎、骶骨、尾骨）、肾、肝、脾、小腿部的后背反射区。

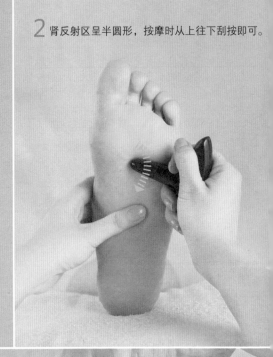

2 肾反射区呈半圆形，按摩时从上往下刮按即可。

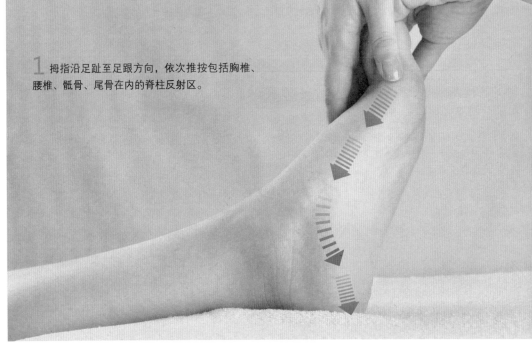

1 拇指沿足趾至足跟方向，依次推按包括胸椎、腰椎、骶骨、尾骨在内的脊柱反射区。

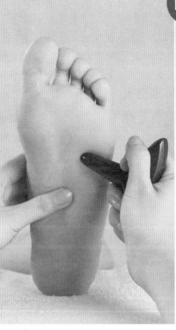

3 从下往上刮按位于右脚脚底的肝反射区。

4 扶握左脚脚掌做支撑，用砭石棒点按脾反射区。

5 被按摩者俯卧，从下往上，推按整个小腿部（上侧、内侧、外侧）的后背反射区。

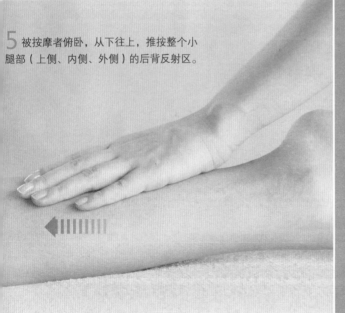

TIPS

1. 在耳朵的肾、肾上腺、子宫、脊椎反射区及腰痛点（见下图）分别贴耳豆，双耳交替贴，3~4天换一次。经常点按这些耳豆，10天左右就会有很好的效果。

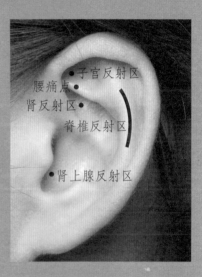

· 子宫反射区
腰痛点·
肾反射区·
脊椎反射区
·肾上腺反射区

2. 推按两手的第二掌骨（见下图），也可缓解腰背痛、腰肌劳损。按摩第二掌骨时，沿着手背的食指根部轻轻往下推至靠近腕部，就能清晰地摸到一根完整的骨头，这就是第二掌骨。按摩时如果有疙疙瘩瘩的感觉，要逐步揉开。

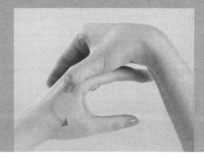

Health Care 15
髋关节疼痛

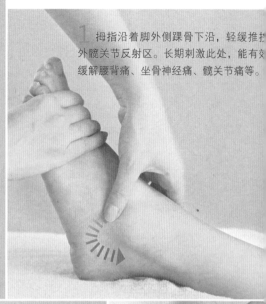

1 拇指沿着脚外侧踝骨下沿，轻缓推按外髋关节反射区。长期刺激此处，能有效缓解腰背痛、坐骨神经痛、髋关节痛等。

髋关节俗称胯关节，是人体最重要的关节之一，受到外伤和患病的概率较高。引起髋关节疼痛最常见的病因有髋关节病变、股骨关节炎症、股骨头坏死。

反射区列表

外髋关节、内髋关节、肾、脊柱。

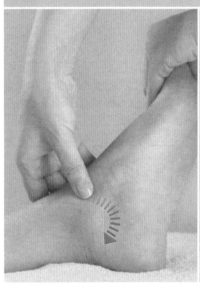

2 拇指按图示方向推按脚内侧踝骨下沿半月形的内髋关节反射区。

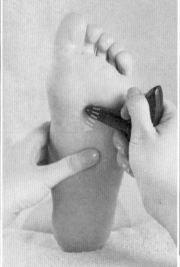

3 从上至下呈半月形刮按肾反射区。

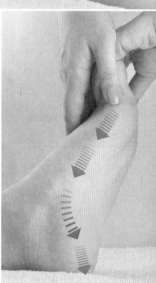

4 推按包括胸椎、腰椎、骶骨、尾骨在内的脊柱反射区。对腰椎间盘突出、颈椎病，以及脊柱受损引起的头晕、手麻调理效果明显。

TIPS

当因身体不适而服用激素类药物时，会导致骨质疏松，这时候应多加按摩髋关节反射区。

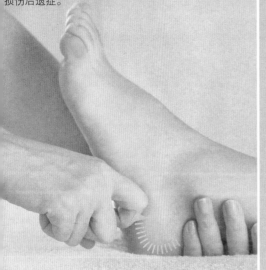

1 用食指指关节全面刮按整个外侧坐骨神经反射区。刮按此反射区，可有效调理坐骨神经痛及尾骨损伤后遗症。

Health Care 16
坐骨神经痛

　　坐骨神经痛是指坐骨神经病变，常表现为隐隐作痛、麻木或灼烧等症状，疼痛加重时可能导致行走困难。多发作于臀部及大腿后侧、足外侧及小腿后外侧。

反射区列表

坐骨神经、肾。

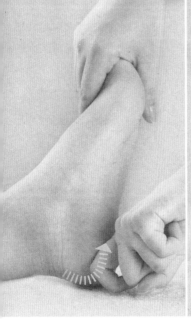

2 接着，以同样的手法刮按内侧坐骨神经反射区。

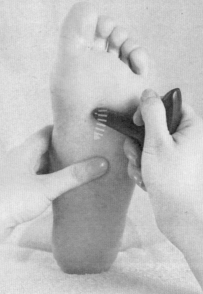

3 从上往下呈半圆形刮按肾反射区，此法可以强化肾及其他器官的功能。

TIPS

　　用指甲点按耳部的坐骨神经反射区（见下图），可快速缓解坐骨神经疼痛。

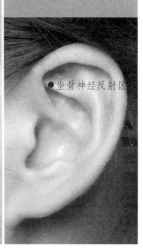

●坐骨神经反射区

Health Care 17

膝关节炎

　　膝关节炎多发于中老年人，主要表现为膝关节红肿、热痛、膝关节功能障碍。症状往往进展缓慢，到老年会产生退行性病变，如滑囊炎、骨质增生、关节肿大，导致行动受限，严重者甚至完全无法行动。

反射区列表

膝关节、肾、髋关节、脊柱。

1 从上至下全面刮按膝关节反射区。

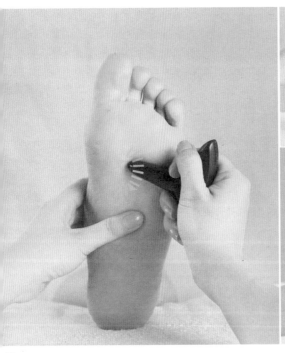

2 刮按位于脚掌"人"字形交叉下凹陷处的肾反射区。

3 一手稍微放松地扶住足趾，一手拇指推按半月形的内髁关节反射区。接着，拇指按图示方向缓缓推按外髁关节反射区。

PS

1. 在按摩膝关节反射区时，若被按摩者反射区前边痛，则提示其关节内侧有炎症；若被按摩者反射区中间疼痛，则提示其关节正面有炎症；若反射区后边痛，则提示其关节外侧有炎症。膝关节出现水肿，不建议使用抽水疗法，要多以足部按摩等自然疗法为主，消除水肿。

2. 双脚并拢下蹲，将双手轻轻放置在膝盖上，以膝盖为轴，向左旋转12次，然后向右旋转12次。绕膝时，臀部要保持不动。经常做绕膝运动，可活动膝关节，打开瘀阻，预防和消除关节炎、滑膜炎。

4 拇指沿足趾向足跟方向连续推按脊柱反射区。按摩此处，对颈椎病、腰椎病调理效果明显。

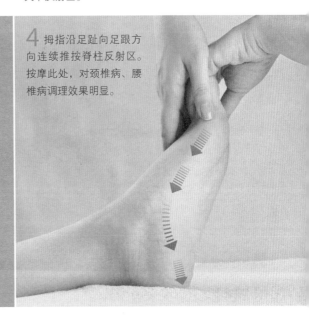

Health
Care 18
腿疼

引起腿疼的原因很多，对于中老年人来说，通常是长期不运动、慢性劳损、风湿侵袭造成的。

反射区列表

膝关节、上下肢、肾、肝、胆、脾、外侧坐骨神经。

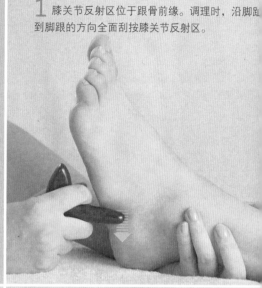

1 膝关节反射区位于跟骨前缘。调理时，沿脚趾到脚跟的方向全面刮按膝关节反射区。

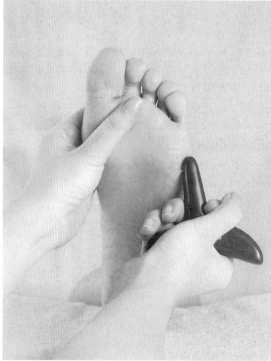

2 分别在双足底从上往下刮压距离升（降）结肠反射区外约1厘米处的上下肢反射区。

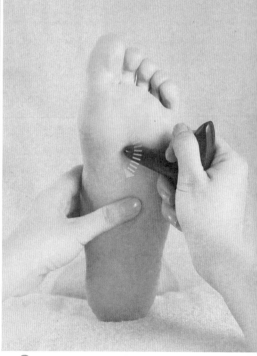

3 从上至下呈半圆形刮按肾反射区。经常刺激肾反射区可以增强肾功能，预防肾脏疾病，强化骨骼。

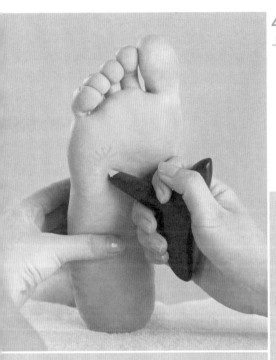

4 胆反射区邻近肝反射区（右足底）。按摩时先自下至上刮按肝反射区，刮按至胆反射区时，做点按刺激。

6 按摩外侧坐骨神经反射区，可调理坐骨神经痛、尾骨损伤后遗症。调理时，用食指关节沿足跟至足趾方向刮按整个反射区。

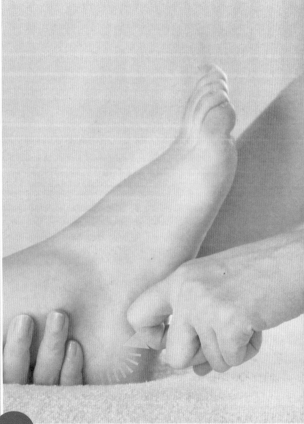

5 点按脾反射区（左足底）。经常按摩脾反射区，对肌无力调理效果明显。

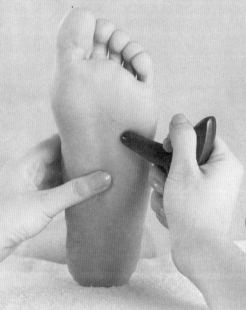

TIPS

1. 加强运动，但要适当，不能过激。

2. 下楼梯对关节有伤害。关节不好的人，应尽量少走楼梯。

Health Care 19
风湿性关节炎

风湿性关节炎的重要诱因是寒冷和潮湿，可发作于膝、踝、肘、腕等多处关节，局部会出现红肿、疼痛、灼热等症状。风湿性关节炎的病情是渐进性发展，刚开始往往表现为身体酸痛等慢性病常见症状，容易被忽略。

反射区列表

膝关节、肘关节、肩关节、髋关节、肾。

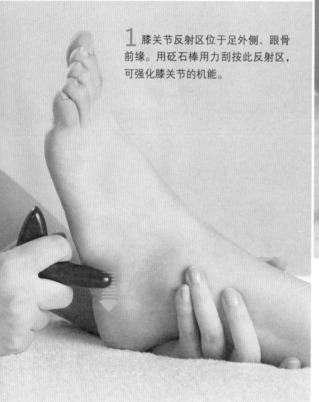

1 膝关节反射区位于足外侧、跟骨前缘。用砭石棒用力刮按此反射区，可强化膝关节的机能。

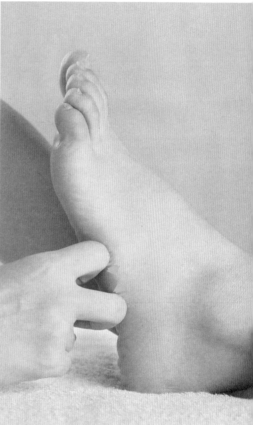

2 肘关节反射区位于膝关节反射区上方，第五跖骨粗隆的前后两侧。按摩时，用食指、中指指关节刮按

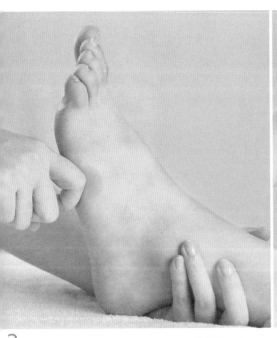

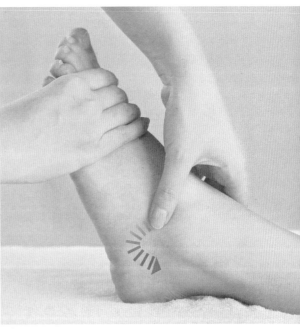

3 肩关节反射区位于脚外侧第五跖趾关节处的凹陷处。用食指关节点按此反射区，对肩酸痛、肩周炎、手臂无力、手麻等疼痛有缓解作用。

4 髋关节反射区位于外踝骨下沿。用拇指呈半月形推按髋关节反射区，可调理各种髋关节病症。

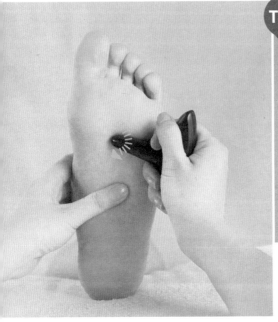

TIPS

1.如果在按摩膝关节、肘关节、肩关节、髋关节反射区时遇到痛点，要按揉痛点，顺转36圈，逆转24圈。

2.在使用反射疗法的同时，还可以泡脚辅以调理。取羌活、防风、土元、川芎、木瓜、炒艾叶、五加皮、地龙、当归、伸筋草各30克，用布包起来，加适量的水，煮沸15分钟，晾温后泡脚。同时用药布包熏蒸痛处，每天两次，两天换一次药。很多老年朋友用这个方子泡脚几次后，风湿症状明显减轻了。

5 "肾主骨"，经常刺激肾反射区可使骨骼强壮。按摩时，用砭石棒从上往下呈半圆形刮按。

Health Care 20

高血压

　　高血压是中老年人群中普遍存在的慢性病之一，早期往往无明显症状，随着病情的发展，可能出现头晕、头痛、心悸、气短、胸痛等症状，最终可能导致严重的心、脑、肾并发症，是脑卒中、冠心病的主要诱因。

反射区列表

心脏、前额、脑垂体、大脑、肝、胆、脾。

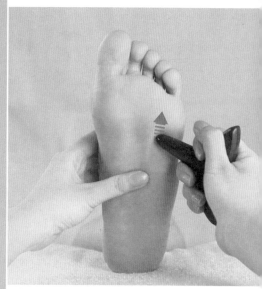

1 从下向上推按心脏反射区，力度要根据被按摩者的心脏状况由轻到重。注意：最好不用拇指按摩，因为拇指是人体的大脑反射区，用拇指按摩容易使血压升高。

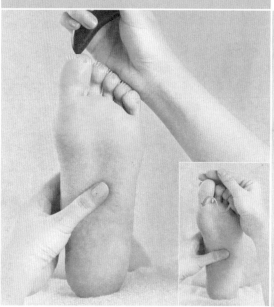

2 依次同向刮按大脚趾和其他四趾前端的前额反射区，然后把五个脚趾攥在手中不停地团揉，这样可以简单而又完整地刺激前额反射区。

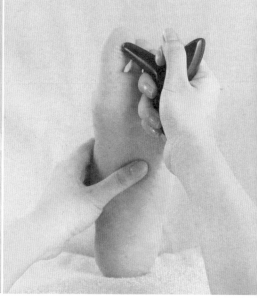

3 先点按脑垂体反射区 3 ~ 5 下，然后从上往下刮按大脑反射区。

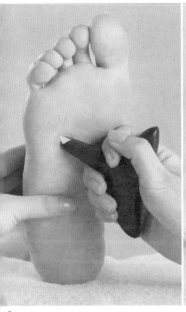

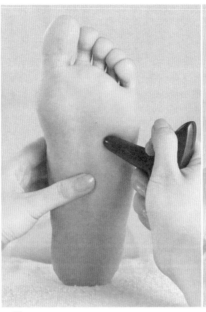

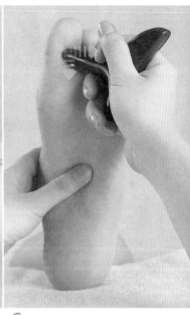

4 肝、胆反射区都位于右足足底。先从下至上呈半圆形刮按肝反射区，然后匀力点按胆反射区。

5 点按位于左足底的脾反射区。经常刺激脾反射区，可增强身体免疫力。

6 用砭石棒在大脚趾根部做十字交叉按摩，能有效降低血压。

1.耳朵上有降压点（见右图），点按降压点，或在此处贴上耳豆，有稳定血压的功效。在耳廓背面有一条从上方斜向下方行走的凹沟，称为降压沟，用拇指刮按这里也有降压效果。

注意：按摩时要避开耳垂顶端的升压点（见右图），以及耳垂背面的下耳根处。按摩这两个地方有升压作用。

2.平时交替按摩双手中指，坚持一段时间可以调节血压。将右手心朝下，与心脏同高，用左手拇指、中指，捏住右手中指，从指尖到指根轻轻按摩，再以同样的方式做左手。女性先做右手再做左手，每只手做81下。男性也可以用此法调节高血压，不过要先做左手再做右手。

3.用中药敷脐也可稳定血压。到药店买等量的白芷、川芎、吴茱萸，混合碾成粉末，装瓶备用。用时取适量的粉末，用温水调成膏状，敷在肚脐上，用纱布、胶布固定，每天换一次药。一周后血压就可稳定。

4.血压高的人可以每天用中药煎水泡脚，取桑枝、桑叶、茺蔚子各15克，加水沸煮10分钟，等水温热后泡脚10～20分钟。

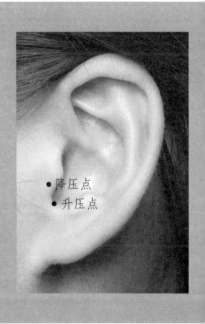

•降压点
•升压点

Health
Care 21
高血脂

高血脂，也就是人们常说的血脂稠。检查可发现血管硬化、血浆或血清浑浊、血管某部位形成斑块等，如病情进展可直接引起冠心病、胰腺炎等疾病。

反射区列表

心脏、前额、大脑、脑垂体、肝、胆、脾。

1 由下至上推按左足底的心脏反射区。刺激该反射区，可达到调理窦性心律不齐、心脏供血不足等疾患的目的。

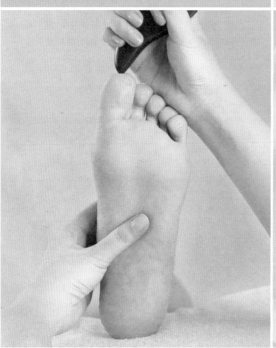

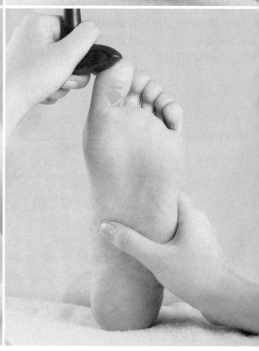

2 按照同一方向刮按位于大脚趾前端的前额反射区，再按照同一方向依次刮按其他四趾前端的前额反射区。刮按这一反射区，可有效降低血脂。

3 由上至下竖向刮按大脑反射区。刺激该反射区能有效改善头晕、头痛等头部不适。

4 以点按手法刺激脑垂体反射区，可有效调理高血脂，同时还可调理内分泌失调。

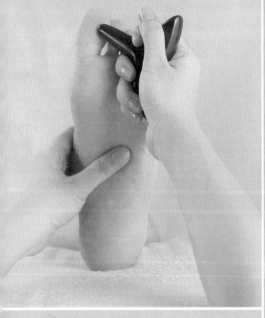

5 肝、胆反射区（右足底）可一起按摩。先从下至上呈半圆形刮按肝反射区，然后匀力点按胆反射区。

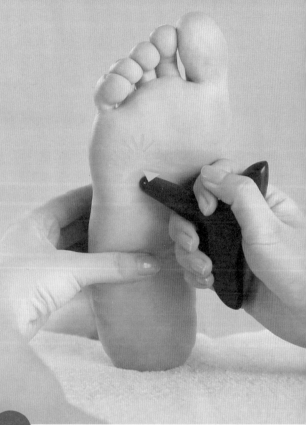

6 点按刺激位于左足底的脾反射区，可增强身体的免疫力。

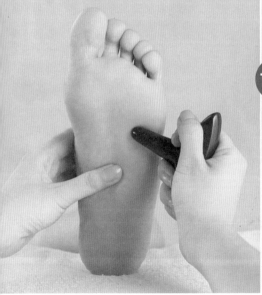

TIPS

1. 自测：如果手部发红，手心有星星点点的白色脂肪球，而且大鱼际饱满，明显高于小鱼际，说明血脂可能偏高。

2. 如果觉得按摩反射区不方便，可以去药店买桑葚、丹参、泽泻、生山楂、怀山药各30克，加适量的水，煮沸10分钟，等水温达到40℃左右拿来泡脚。每次泡15～20分钟，两天换一次药。

3. 多吃一些清淡食物，保持大小便顺畅。

Health Care 22

痛风

　　体内尿酸含量过高是导致痛风的直接原因。尿酸主要来自海鲜、火锅、动物肝脏等食物中的嘌呤代谢，当超出人体排泄范围时，多余尿酸会滞留体内，随着血液循环而附着在小关节部位及肾脏上，进而形成尿酸沉淀。这些尿酸沉淀会在一定诱因下造成关节疼痛，也就是痛风。

反射区列表

按摩全足反射区，重点按摩肾、输尿管、膀胱、尿道、膝关节反射区。

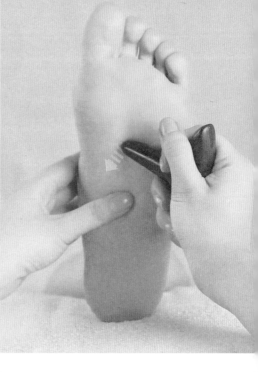

2 保持手位不变，从肾反射区向下重力刮按输尿管反射区，以疏通输尿管，促进排泄。刮按时在反射区近 1/2 处发现一皮下硬物属于正常现象。

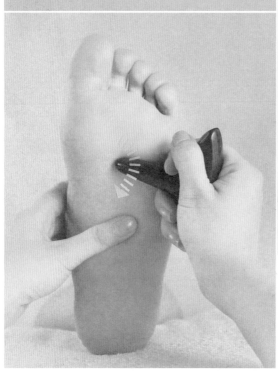

1 首先刮按全足反射区（按摩方法详见小册子）以促进血液循环，然后从上向下呈半圆形刮按肾反射区，可促进新陈代谢的终产物及时排出体外。

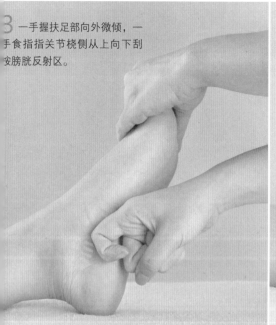

3 一手握扶足部向外微倾，一手食指指关节桡侧从上向下刮安膀胱反射区。

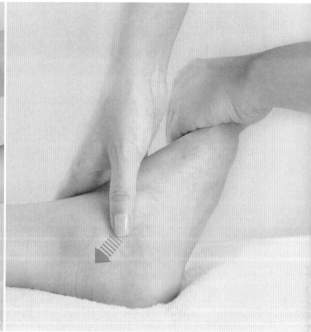

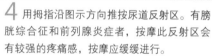

4 用拇指沿图示方向推按尿道反射区。有膀胱综合征和前列腺炎症者，按摩此反射区会有较强的疼痛感，按摩应缓缓进行。

5 最后，沿脚趾到脚跟方向全面刮按膝关节反射区，可全面强化膝关节。

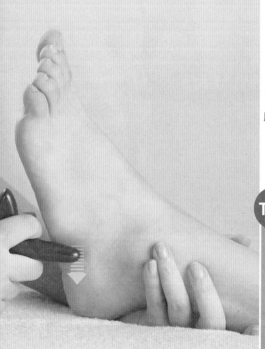

TIPS

1. 用车前草泡水，代茶饮，浓度可根据个人情况酌量；或者用50克车前草，先浸泡20～30分钟，煮开放温后泡脚，一服药可用3～5天。

2. 如果痛风较严重，可将车前子碾碎成末后与适量米醋混合，调匀敷于脚心处。

Health Care 23
糖尿病

糖尿病，中医称之为消渴症或三消症。多见于中老年人，尤其是中老年肥胖者。基本症状为多饮、多食、多尿、体重减少（三多一少），且血糖升高，同时伴有高血脂、高血压等。

反射区列表

胰、小腿部的糖代谢反射区、肾、脾、胃、全足。

1 经常刺激胰反射区，可有效预防糖尿病。按摩时，从上往下刮按即可。

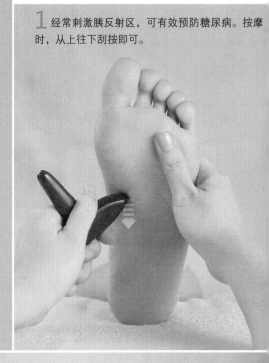

2 小腿部的糖代谢反射区位于腿内侧胫骨旁，对着小腿肚最高点上下 3 ～ 4 厘米处。找准位置后，一手扶握脚掌稳住脚部，一手拇指游移至糖代谢反射区，沿足跟至小腿方向用力缓慢推按。

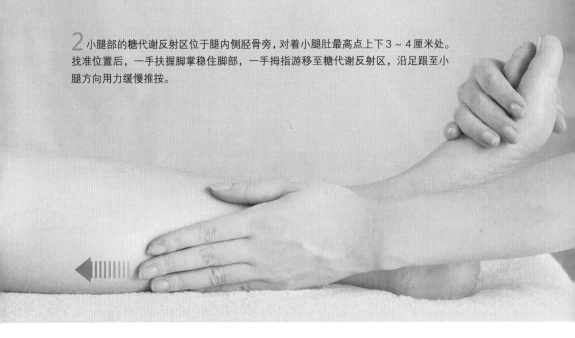

由上至下呈半圆形刮按肾反射区。

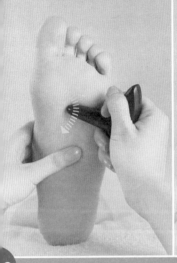

4 点按脾反射区（左足底）可有效改善胰脏功能，减轻糖尿病症状。

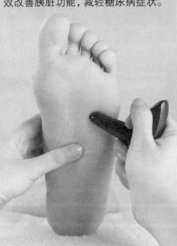

5 从上至下刮按胃反射区，可平衡体内糖代谢、预防糖尿病。最后，按摩全足（按摩方法详见小册子）。

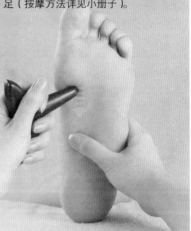

1. 每天都要做全足按摩，并重点推按糖尿病相关反射区，坚持调理，病情会得到适当的缓解。注意力度要适当，否则按摩破了皮不好愈合。

2. 用茶道中的闻香杯，在小腿部的糖代谢反射区自上而下拔3个小罐。刚开始时，每次不宜超过5分钟，之后可逐渐增加时间到10～15分钟。

3. 艾灸也有助于稳定血糖。在背部脾俞穴、肺俞穴以及腿部足三里穴各灸20分钟，在背部大椎穴灸30分钟，每隔10天一个疗程。

4. 血糖高，在身体上会有不同反映，可根据自己的情况酌情选择泡脚方。

（1）如多饮多尿、消瘦乏力，可用党参、苍术、山药、玄参、麦冬、五味子、生地、熟地、牡蛎各15克，黄芪45克。

（2）如心烦、口渴、多饮多食、多尿、燥热、体瘅，用天花粉30克，知母25克，玄参、麦冬、天冬、白芍、赤芍、生地各15克，黄芩、黄连各10克，栀子15克，金银花20克。

（3）如乏力、口渴、心胸憋气、心前区疼痛、舌质暗紫，用黄芪45克，当归、川芎、赤芍、桃仁、丹参、红花、地龙、生地、柴胡、甘草各15克。

（4）如多尿、尿频、消瘦乏力、大便溏稀、腰膝酸软，就用制附片、熟地、山萸肉、丹皮、山药、茯苓、泽泻、葛根各15克，肉桂10克，仙灵脾30克。

可以根据糖尿病患者的情况去药店买相应的药，回来加适量的水，沸煮10分钟，泡15～20分钟，每天一次，三天换一次药。注意泡脚的时候水温以37℃为宜，最高不能超过45℃，以免严重的糖尿病患者因感知能力较差而烫伤。

Health Care 24

老年斑

老年斑多出现于面部、颈部、手背、前胸、后背，形状多呈圆形或椭圆形，颜色为淡褐色至黑色。出现这样的斑点是身体血瘀比较严重的信号。提高身体排泄疏通能力，促进身体排出毒素和瘀血，有助于老年斑减褪。

反射区列表

颈项淋巴、胸淋巴、上下身淋巴。

1 用砭石棒或大拇指指尖向外刮按颈项淋巴反射区，可以帮助淋巴系统排毒。

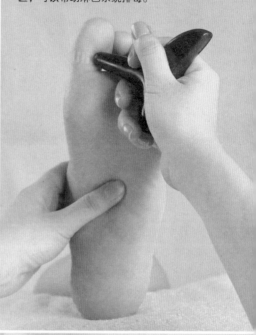

2 沿脚掌向趾缝方向推按胸淋巴反射区。它位于足背第一、二趾缝处，和气管、食道、咽喉反射区紧密相连。

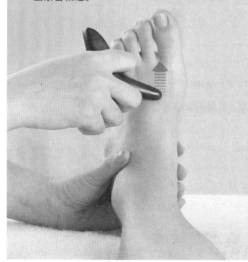

3 用双手食指指关节匀力点按上、下身淋巴反射区，10 秒钟一次，点按 10 次。

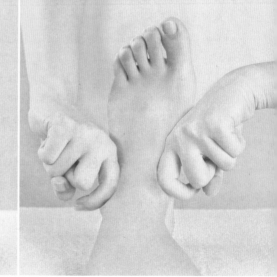

眼反射区位于足底第二、三趾根部。按摩时，用砭石棒由内向外推按，也可以用指甲掐按此处。注意眼部有出血症状时，不宜刺激眼反射区，以免加重出血症状。

Health Care 25

老花眼

老花眼是年龄增长导致的双眼调节功能减退，属于正常生理现象。经常调理肝、肾、眼反射区，改善用眼习惯，有助于延缓发病时间。

反射区列表
眼。

TIPS

将王不留行籽碾碎，和云南白药调在一起，贴在耳朵的肝、眼、肾、目1、目2反射区（见下图）。贴两天左耳，取下，再换右耳相同的反射区贴2~3天。另外，用来贴耳朵的胶布建议您到药房买防过敏的橡皮膏，黏度比较大，洗澡也不会掉。

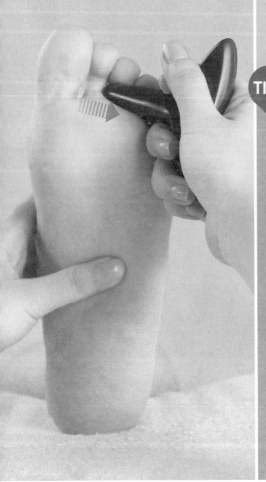

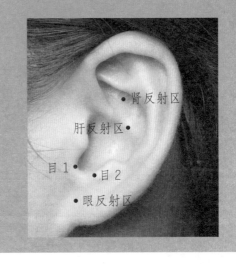

• 肾反射区
肝反射区•
目1• •目2
• 眼反射区

Health Care 26
外阴白斑

外阴发生色素改变，称为外阴白斑，多发生于中老年女性。主要症状是外阴瘙痒、萎缩、干裂，如果疾病进一步发展，可导致排尿疼痛、排尿困难、排便疼痛、肛裂等。

反射区列表

脑垂体、肾上腺、肾、肺、肝、脾、尿道和阴道。

1 脑垂体是人体九大系统的司令官，经常刺激这一反射区，有助于调理泌尿和生殖、内分泌等方面病症。按摩时，找准大脚趾趾腹中央的位置进行点按。

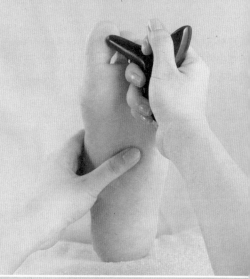

2 点按肾上腺反射区，可提高新陈代谢速率，消炎润燥。

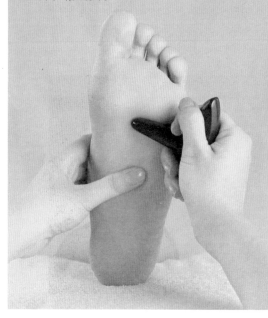

3 从上至下呈半圆形刮按肾反射区，可以增强泌尿系统功能。

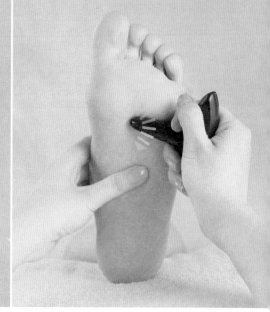

4 由内向外全面刮按肺反射区。

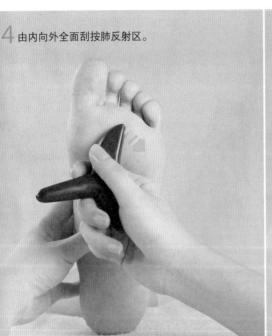

5 从下往上刮按肝反射区（右足底），经常按摩此处，可以增强疏泄功能。

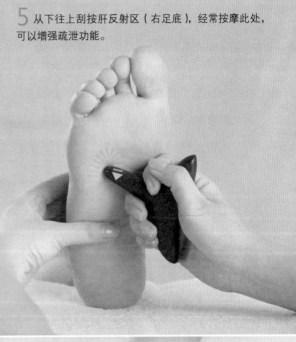

6 点按左足底的脾反射区。经常按摩脾反射区，可以加快肌肉的愈合。

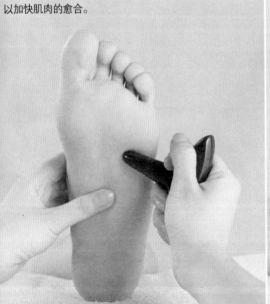

7 推按位于足内侧的尿道、阴道反射区。经常推按此反射区，能提前消除女性阴道、尿道疾病隐患。

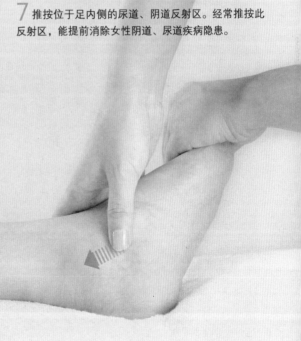

Health Care 27
夜尿多

上了年纪夜尿变多，一个很重要的原因是肾气虚，还有一个原因是膀胱和尿道的括约肌松弛，弹性变差了。增强泌尿系统功能，有助于消除尿急、尿频、尿痛等疾病隐患，还能促进新陈代谢产物及时排出体外。

反射区列表
膀胱、尿道及阴道。

TIPS

1. 除了刺激反射区外，我们还可以用分心木沏水喝。分心木就是隔在核桃果肉之间薄薄的一层木质。以后吃核桃就不要把分心木给扔掉了，这是很好的一味药，利尿的功效特别好。

2. 夜尿多，还可以用热水熏会阴的方法。也许在熏的时候，尿液会不由自主地滴下来，继续热熏即可，这个方法会有不错的效果。

1 用食指指关节按图示方向刮按膀胱反射区。按摩此反射区，可疏通排泄通道，增强括约肌的弹性。

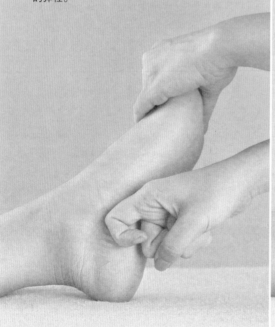

2 用云南白药加按摩油调和成按摩膏涂在尿道及阴道反射区，然后用拇指指腹推按。

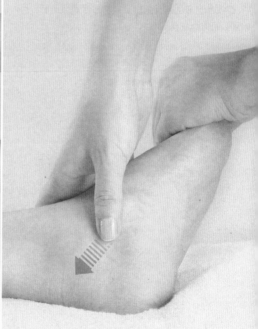

Health Care 28
小脑萎缩

防治小脑萎缩重在早发现。大脚趾外侧有一条棱线甚至有角质层，根部有硬物或者硬球，按上去很疼，都是小脑开始萎缩的表现。除此以外，心悸、失眠、乏力、抑郁、情绪不稳定也是小脑萎缩的前兆症状。

反射区列表

小脑脑干。

小脑脑干反射区位于大脚趾趾腹外侧，按摩时，按照从上往下的方向刮压或点按，每天 100 下。刺激此反射区有助于预防小脑萎缩，还可增强脑部供血。

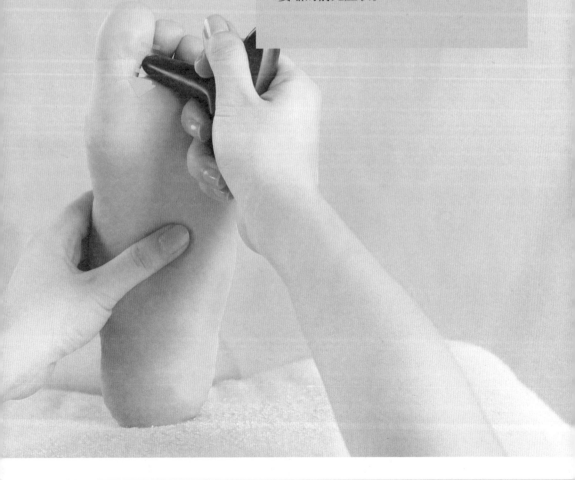

本书中出现过的
人体穴位

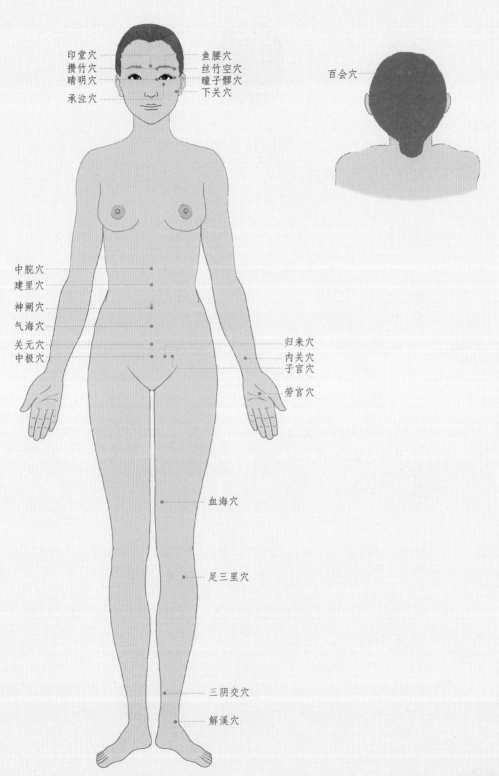

印堂穴
攒竹穴
睛明穴
承泣穴

鱼腰穴
丝竹空穴
瞳子髎穴
下关穴

百会穴

中脘穴
建里穴
神阙穴
气海穴
关元穴
中极穴

归来穴
内关穴
子宫穴
劳宫穴

血海穴

足三里穴

三阴交穴

解溪穴

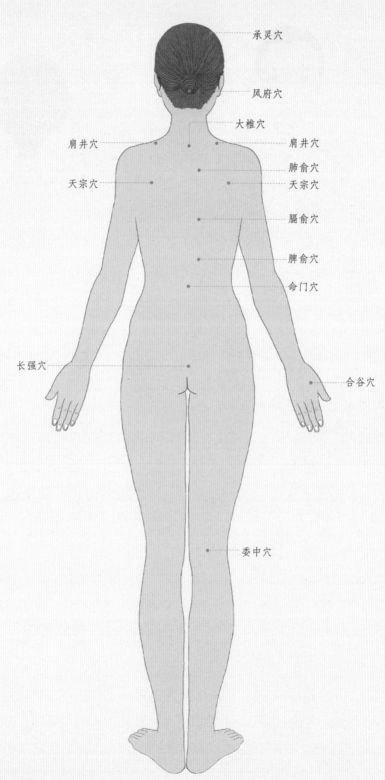

承灵穴

风府穴

大椎穴

肩井穴　　　　　　　　　　　　　　　　肩井穴

　　　　　　　　　　　　　　　　　　　肺俞穴

天宗穴　　　　　　　　　　　　　　　　天宗穴

　　　　　　　　　　　　　　　　　　　膈俞穴

　　　　　　　　　　　　　　　　　　　脾俞穴

　　　　　　　　　　　　　　　　　　　命门穴

长强穴　　　　　　　　　　　　　　　　　　　　　合谷穴

委中穴

复元力：
女性全生命周期元气修复方案

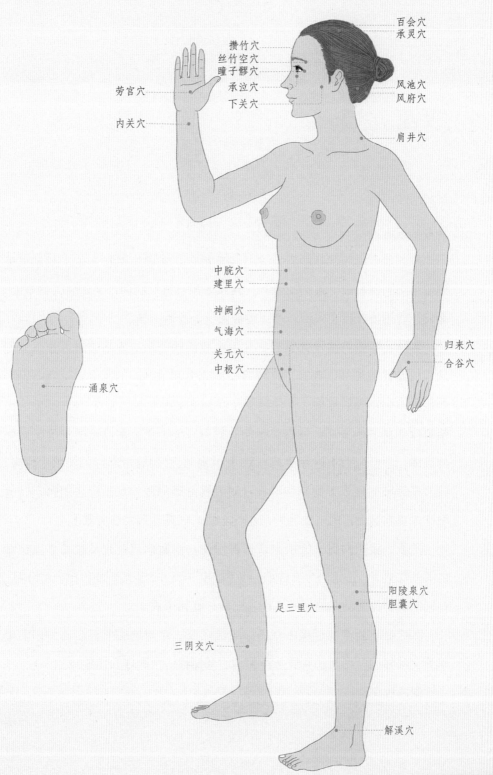

攒竹穴
丝竹空穴
瞳子髎穴
承泣穴
下关穴

百会穴
承灵穴

风池穴
风府穴

肩井穴

劳宫穴
内关穴

中脘穴
建里穴

神阙穴

气海穴

关元穴
中极穴

归来穴
合谷穴

涌泉穴

阳陵泉穴
胆囊穴

足三里穴

三阴交穴

解溪穴

致谢

亲爱的读者们：

 五年前，在我和我的女儿许咢将反射疗法知识体系和基本常识系统整理成《手到病自除》系列图书时，我从未想过自己的创作之路会延伸至此。今天，我想借此机会向你们表达我最深沉的感激之情。

 我特别感谢那些在这套系列丛书中找到帮助和启发的读者！正是你们的积极实践和反馈让我有了继续写作的动力和方向。有读者告诉我，他们总是找不到正确的反射区，这激发了我创作《手到病自除3：人体反射区简明自疗图典》的决心；还有读者向我提问，能否用反射疗法呵护孩子娇嫩的身体，这给了我创作《手到病自除4：儿童常见病特效疗法》的灵感；后来，我又在读者的建议下编写了一本针对女性健康问题的反射疗法图解，它就是这本摆在您面前的《复元力：女性全生命周期元气修复方案》。

 所以，我想向每一位读者道一声谢谢，谢谢你们对我及我的作品持续的关注和喜爱。正是因为有你们，我才能坚持写作，并不断创作出新的作品。你们的支持是我前进的动力，让我愿意一直写下去。

 愿你们在阅读的过程中获得健康的启示。希望这些书籍能够为你们带来更多的知识、智慧和改变。再次衷心感谢你们的陪伴和信任！

 诚挚致意！

杨奕

2023 年 7 月